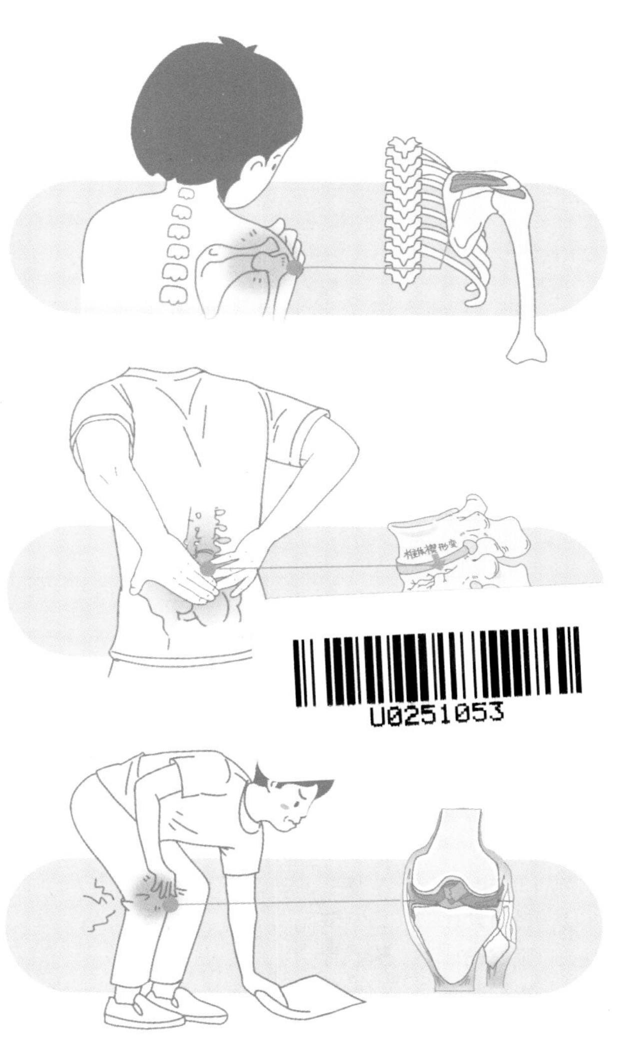

颈肩腰腿痛正治

百问百答

（配图详解）

主 编　汪利合　史鹏博

郑州大学出版社

图书在版编目(CIP)数据

颈肩腰腿痛正治：百问百答：配图详解 / 汪利合，史鹏博主编. —郑州：郑州大学出版社，2024.5

ISBN 978-7-5773-0235-5

Ⅰ. ①颈… Ⅱ. ①汪…②史… Ⅲ. ①颈肩痛-诊疗②腰腿痛-诊疗 Ⅳ. ①R681.5

中国国家版本馆 CIP 数据核字(2024)第 055021 号

颈肩腰腿痛正治·百问百答(配图详解)

JING-JIAN-YAO-TUI TONG ZHENGZHI · BAIWEN BAIDA (PEITU XIANGJIE)

策划编辑	李龙传	封面设计	王 微
责任编辑	吕笑娟	版式设计	陈 青
责任校对	张 楠	责任监制	李瑞卿

出版发行	郑州大学出版社	地 址	郑州市大学路 40 号(450052)
出 版 人	孙保营	网 址	http://www.zzup.cn
经 销	全国新华书店	发行电话	0371-66966070
印 刷	新乡市豫北印务有限公司		
开 本	710 mm×1 010 mm 1 / 16		
印 张	15.25	字 数	186 千字
版 次	2024 年 5 月第 1 版	印 次	2024 年 5 月第 1 次印刷

书 号	ISBN 978-7-5773-0235-5	定 价	49.00 元

作者名单

主　编　汪利合　史鹏博

副主编　杜　敏　李映月　孙明帅　朱紫墨

王永超

编　委　（以姓氏笔画为序）

王永超　王煜东　史鹏博　刘高卿

孙明帅　杜　敏　李映月　汪利合

金　柱　高瑞永

前言

颈肩腰腿痛是骨科、疼痛科、康复科、针灸科等患者最常见的临床症状,也是促使患者就诊的主要原因。引起颈肩腰腿痛的原因很多,不同原因导致的颈肩腰腿痛处理方法不同,甚至可能是完全相反的,早期处理不当,可能延误治疗或使病情加重。目前关于颈肩腰腿痛的科普作品比较多,包括科普读物、自媒体作品等,但大都局限在对症治疗上,对造成疼痛的原因较少关注。本书从不同的原因导致的疼痛为出发点,讲述相应的治疗方法,希望帮助大众对颈肩腰腿痛有进一步的认识,提高鉴别常见疼痛疾病的能力,以做到早期认识、早期预防、正确治疗。

本书内容涵盖了有关颈肩腰腿痛的大部分疾病,包括颈部疾病、腰部疾病、肩部疾病、肘腕部疾病、髋部疾病、膝关节疾病、足踝部疾病、骨质疏松、痛风、风湿病、创伤性关节炎十一个部分,近四十种常见的颈肩腰腿痛疾病。本书以通俗易懂的问答形式结合编者的手绘图谱，介绍了各种常见疼痛性疾病的发病原因、典型症状、治疗及预防等。需要说明的是，本书作为一本科普读物，仅能作为读者看病就医的参考，如需进一步的诊断及治疗，请到医院找专业的医疗团队进行咨询。

鉴于治疗颈肩腰腿痛的方法有很多种，须考虑“病因”“标本”“急缓”等，本书从病因着眼、治本为主、急缓兼顾，治疗主要原理与方法配插图示意详解，故本书名称包含“正治”“配图详解”。

本书的出版得到了河南省卫生健康委员会、河南省中医管理局“河南省中医药传承与创新人才工程（仲景工程）——河南省中医药拔尖人才培养项目”专项培养基金的资助。

汪利合　史鹏博

河南中医药大学第一附属医院

目录

一、颈椎疾病

二、腰部疾病

四、肘腕部疾病

六、膝关节疾病

十一、创伤性关节炎

一、颈部疾病

1. 低头一族：你的颈椎还好吗？

随着社会迅速发展，工作强度逐渐增大，以及移动互联网的普及，患上颈椎病的人越来越多，并且逐渐呈现年轻化的特点。根据2016年世界卫生组织公布的数据显示，目前全球约有9亿颈椎病患者。有报道称我国发病率高达17.3%，有约1.6亿人受到颈椎病的困扰。不当的姿势引起的慢性劳损是造成青年颈椎病的最主要因素。

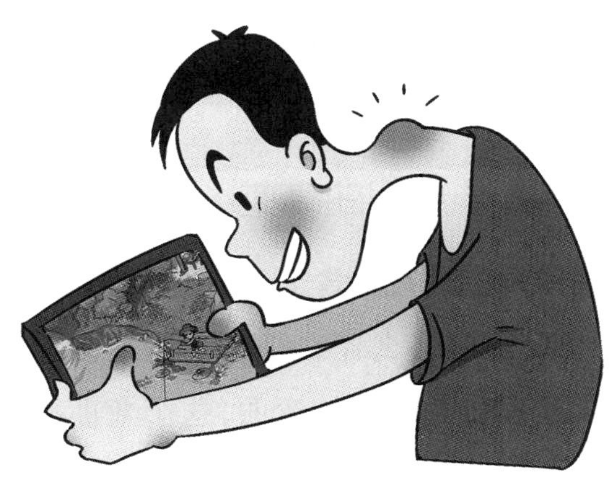

颈椎椎体之间通过椎间盘和关节突关节连接，而椎间盘在20～30岁时已经逐渐开始老化。正常的颈椎存在一个向前凸的生

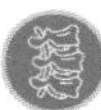

理曲度，久坐、长时间面对电脑屏幕，颈椎保持一个姿势不能得到休息，长时间的高负荷导致颈椎曲度变直，造成颈肩背部酸胀、疼痛或头痛等症状；再加上越来越多的人在工作之外还要做“低头族”，久而久之加速了椎间盘的老化，甚至发展为神经根型或脊髓型颈椎病等。因此，在工作中应当坐到端正坐姿、劳逸结合，休息时尽量避免做“低头族”。

2. 经常落枕会引起颈椎病吗？

大多数人都经历过落枕，落枕是很常见的一种颈部的软组织损伤疾病，主要由睡眠姿势不当或小关节紊乱引起，主要表现为一侧颈部感到酸胀、疼痛，伴随颈椎的活动受限。

偶尔的落枕不足以恐慌，经过休息后往往很快就能缓解。但习惯性落枕应当引起重视。引起习惯性落枕的诱因可能是颈椎不稳定，长期反复的刺激，引发颈椎关节的紊乱，最终导致颈椎病。

适度的颈部肌肉功能锻炼，如头部前倾后仰、双手抱头后仰、“小燕飞”等锻炼方法，可以增强颈椎的稳定性，预防习惯性落枕的发生。

3. X 射线片提示颈椎生理曲度变小会怎样？

大家在 X 射线片的检查报告上，经常看到这样的描述：颈椎生理曲度变小，甚至反弓。那么什么是生理曲度变小呢？实际上我们正常的颈椎都有一个向前凸的弯曲，这个弯曲变直了就是生理曲度变小，再往下发展，弯曲向后了就是颈椎反弓。那么曲度变小后会怎么样？

★颈椎曲度变小伴随脖子后的肌肉、韧带处于紧张状态，颈部和肩部僵硬、酸痛。

★曲度变小会使椎动脉受压，大脑供血不足，出现头晕、眼花的症状。

★曲度变小会使颈椎间盘受挤压，加快椎间盘突出的进程，容易使神经受压，出现手麻、疼痛的症状。

如果出现上述症状，要引起重视。

4. 颈椎病会引起手臂麻木吗?

引起手臂麻木的原因有很多，如颈椎病、腕管综合征、尺神经卡压以及颅脑疾患等。颈椎退变为引起手臂麻木常见的原因之一。

颈椎椎间盘突出、骨赘压迫或小关节增生，造成神经根受压水肿、炎症、粘连等，会引起相关神经根支配区域的感觉、运动及反射障碍。主要表现为颈肩部疼痛不适的同时，伴随手臂的麻木或放射性疼痛，以及皮肤感觉异常。部分患者可能会出现肌力障碍，如果出现病理反射，则意味着可能合并有脊髓型颈椎病。

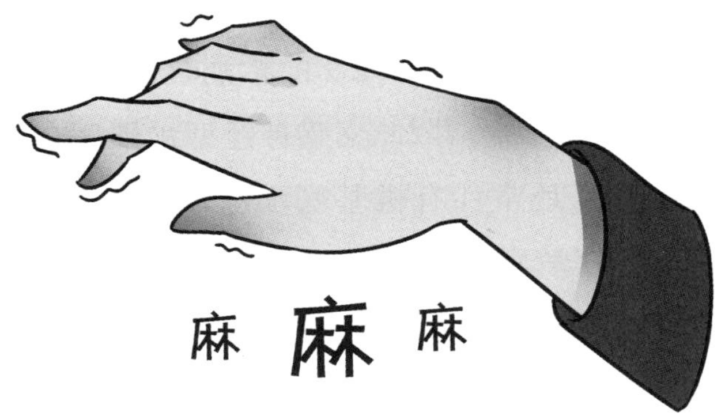

另一个经常引起手臂麻木的常见病为腕管综合征。腕管综合

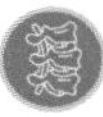

征主要表现为手腕的疼痛或针刺感，并伴有手掌或手指的麻木感，患者甚至在夜间因为手指麻木而醒来。腕管综合征的病理基础是正中神经在腕部的腕管内受卡压，受正中神经所支配的手指，即拇指、示指、中指和无名指的一侧半会首先产生疼痛和麻木。随着病情进展，手部小肌肉萎缩，会出现拇指与示指对指无力、手指不能分开与并拢等现象，严重时抓握困难、拿东西不稳。

5. 颈椎病会引起头晕、头痛吗？

脑血管疾病常常表现为头晕、头痛，但很多时候其他原因也可造成头晕、头痛，如颈椎病、耳石症、血压异常、发热、贫血、低血糖等。由颈椎问题引起的眩晕称为颈源性眩晕，通常分为以下几种。

①椎动脉型颈椎病：由颈部病变引起向头部供血的椎动脉受刺激或压迫，以致血管狭窄、弯曲而造成脑供血不足，从而出现头晕、头痛等症状，常伴随颈部疼痛，头晕或眩晕多出现在颈部活动后；部分患者颈扭转时出现眩晕加重。②交感神经型颈椎病：颈椎周围的交感神经末梢受到刺激，导致交感神经功能紊乱，即为交感神经型颈椎病，其症状繁多，如眩晕、恶心、呕吐等。由于椎动脉表面富含交感神经纤维，当交感神经功能紊乱时常常累及椎动脉，导致椎动脉的舒缩功能异常。因此交感神经型颈椎病在出现全身多个系统症状的同时，还常伴有椎基底动脉系统供血不足的表现。此外，诊断颈源性眩晕应除外耳石症、血压异常、发热、贫血、低血糖等其他疾病。

6. 颈椎病会影响行走吗？

会的。脊髓型颈椎病导致脊髓受压或血供减少时出现锥体束

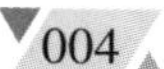

征,临床症状多从下肢开始,如双腿发紧,仿佛腿被绑着一样,抬步沉重,渐而出现踩棉花感、抬步打漂、跛行、易跌倒、足尖不能离地、步态笨拙等症状。后期可能出现手部持物易坠落,最后甚至会导致瘫痪。

因此一旦出现行走不稳、踩棉花感,应警惕脊髓型颈椎病,尽早就诊以免病情进展。

7. 颈椎病会引起心慌、胸闷吗?

各种心血管问题,如冠心病、高血压、风湿性心脏病、肺源性心脏病、各种心律失常、心脏神经官能症等常出现心慌、胸闷的症状。此外,贫血、甲状腺功能亢进(甲亢)及交感神经型颈椎病也会有心慌、胸闷的表现。

由于椎间盘退变和节段性不稳定等因素,对颈椎周围的交感神经末梢造成刺激,导致交感神经功能紊乱。交感神经型颈椎病症状繁多,多数表现为交感神经兴奋症状,少数为交感神经抑制症状。交感神经型颈椎病的表现多种多样,如头晕或眩晕、头痛、头沉、枕部痛、睡眠欠佳、记忆力减退、注意力不易集中等头部症状;眼胀、干涩或多泪、视力变化、视物不清,耳鸣、耳堵、听力下降,鼻塞、变应性鼻炎(又称过敏性鼻炎),咽部异物感、口干、声带疲劳,味觉改变等五官症状;而在心血管系统的表现包括心悸、胸闷、心率变化、心律失常、血压变化等。

交感神经兴奋症状复杂多样,不易与其他疾病鉴别,如果有相关症状应及时到医院就诊,以更全面地查体并完善相关检查。

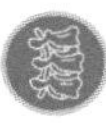

8. 颈椎病患者都适合牵引吗？

颈椎牵引可以解除颈部肌肉痉挛，减少对椎间盘的压力，减轻椎间盘对神经根的压迫，是治疗颈椎病常用的物理治疗方法之一。但颈椎牵引并不适合所有颈椎病患者。如椎动脉狭窄、椎管狭窄、脊髓型颈椎病患者等不适合做颈椎牵引治疗。

脊髓型颈椎病是颈椎病中严重的类型，因为脊髓型颈椎病会导致颈椎管狭窄，并且引发颈椎管内脊髓受压水肿情况。脊髓型颈椎病患者如果做牵引治疗，不仅效果较差，而且有可能在牵引的过程中使水肿的颈脊髓进一步损伤，导致病情加重，所以脊髓型颈椎病患者不建议做牵引。在怀疑为脊髓型颈椎病后，一定要注意保护颈椎部位，避免颈椎部位过度受力，避免外伤，以免导致症状加重，并尽快到医院就诊。脊髓型颈椎病往往需要手术治疗，以解除颈椎管内脊髓受压，促进症状恢复。

9. 颈椎病压迫神经都必须要手术治疗吗？

目前颈椎病手术治疗方式包括前路椎间盘切除椎间植骨融合术、椎体次全切除术、后路椎管扩大成形术、椎板切除减压术等。

手术治疗有严格的适应证与禁忌证，需要评估手术的临床效果与风险。当临床效果大于风险时，我们才考虑行手术治疗，并非颈椎病压迫神经都需要手术治疗。

当出现以下情况时应考虑手术治疗：①出现明显脊髓、神经根压迫症状，经非手术治疗无效的即应早期手术治疗；②颈椎病患者由于外伤或其他原因，颈椎病压迫脊髓或神经根的症状突然加重；③颈椎某一节段明显不稳，颈痛明显，即使无四肢的感觉运动障碍，也应考虑手术治疗以中止可以预见的病情进展。

当出现以下情况时则不宜手术治疗：①有肝脏、心脏等重要脏器的严重疾病，可能无法耐受手术；②颈椎病未能及时治疗已经导致瘫痪卧床数年，四肢关节僵硬，即便手术治疗往往疗效不好；③颈部皮肤有感染、破溃；④有严重的全身性疾病。

10. 颈椎病手术治疗时该如何选择手术方式呢？

颈椎病的手术方式包括微创手术与开放手术，具体的手术方式要根据患者的颈椎病分型、节段和年龄等选择。开放手术分为前路和后路两种方式。

一般如果颈椎间盘突出的节段少于 3 个，除非合并明显的后纵韧带骨化，一般选择颈前路手术，就是从脖子前方开口，切除突出的椎间盘，解除脊髓或神经根的压迫。由于破坏了颈椎的稳定性，需要做钢板固定，切除的椎间盘部分可根据不同情况，选择椎间融合。脊髓型颈椎病，由于突出的颈椎间盘和增生的骨赘压迫脊髓，做颈前路手术，可以通过前路去除突出的椎间盘和增生的骨赘，从而达到解除脊髓压迫的目的。神经根型颈椎病也可以通过前路手术来解除神经根压迫，从而缓解上肢的放射性麻木、疼痛症状。

如果是 3 个以上的多节段椎间盘突出或者后纵韧带骨化症以及颈椎管狭窄的患者，多采用后路“单开门”或“双开门”手术，从脖子后面开口，对椎管进行扩大减压，同样可以达到治疗目的。

具体选择什么方式进行手术，由专业的医师决定。

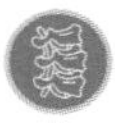

11. 中医有哪些方法治疗颈椎病呢?

中医治疗颈椎病方法多种多样,在中华民族长期的实践中积累了丰富的经验。中医认为颈椎病病之根本为肝肾亏虚,病因为风、寒、湿侵袭,肝肾亏虚导致体弱,外邪入侵造成颈筋骨受损,从而导致气血运行不畅,长此以往全身经络受损,经气不行,“不通则痛”而致发病。在治疗方面可以在辨证论治的基础上采用口服中药、中成药,可以取得良好的效果。

此外还有多种多样的外治法。如推拿疗法是治疗医师借助双手力量,对病变部位采用按、揉、推、捏等手法,以促进病变处血液及经脉疏通,达到治疗目的,适合瘀血痹阻不通的患者;拔罐疗法是将罐置于病变位置,利用罐加热后出现的负压以刺激病变部位,从而促进病变处血液流通,发挥治疗作用,对实证效果较好;针灸具有操作简单、不良反应少等优点,可根据患者实际情况进行补泻,对治疗颈椎病具有较好的效果;中药熏蒸适合感受风寒湿邪,怕冷、畏风的患者,起到温经散寒、通络止痛的作用;针刀、穴位贴敷、外用膏药等疗法同样也可以起到一定的效果。

在实际的治疗中,多种疗法联合应用可以利用不同疗法的优点,达到事半功倍的效果。

12. 中西医结合方法治疗颈椎病有哪些优势呢?

无论是中医或者西医治疗颈椎病均有确切的疗效,联合使用中医与西医治疗颈椎病可以结合两者的优点,弥补单一治疗的不足,提高治疗效果,更好地改善症状。

如保守治疗的患者,可以采用口服消炎止痛药、中药及中成药,配合针灸、中药熏蒸等治疗方法,促进症状缓解,缩短疗程,减少消炎止痛药带来的副作用。而在中医药治疗过程中,同时使用牵引、物理疗法也可以提高治疗的效果。对于手术的患者,中医药在促进肌肉软组织康复和恢复颈椎功能方面优势显著,口服和局部外用中药、理疗热敷和中药熏洗等治疗手段可有效缓解局部症状,加速组织恢复,缩短术后康复时间。

在减少手术后并发症方面,中西医结合疗法效果明显。因此在颈椎病的治疗中,中西医结合治疗疗效更为显著。

13. 颈椎病按摩复位有风险吗?

在很多人看来,得了颈椎病或颈部不舒服的时候只要按个摩、复个位就行了。其实,有些类型的颈椎病按摩复位可能存在很大的风险。

按摩虽然能缓解颈部肌肉疲劳,促进血液循环,缓解患者症状,但是按摩并不是适合所有的颈椎病患者。如果已经出现上肢麻木、疼痛或行走不稳等神经根或脊髓受压的症状时应避免按摩治疗,且过多的旋提复位动作容易导致颈椎小关节的磨损加重,如果按摩手法较重可能加重病情甚至导致急性脊髓损伤,严重者可能出现瘫痪。因此,应该注意以下 4 点:①出现症状后先到医院就诊,切不可随意按摩;②待医生明确病情允许按摩时,可考虑按摩;③选择专业的医疗机构;④按摩中出现不适应该及时向医生反应,便于评估病情。

14. 生活中我们该怎么选择合适的枕头?

想要选择一个好枕头,离不开硬度和高度两个要素。偏硬的

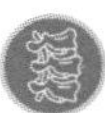

枕头，如果有理想的贴合度，那也是不错的选择。而对于枕头的高度，考虑到人群睡姿和体型的差异，如果有可以自由调节高度的枕头，那就是很好的选择。

枕头的形状是否合适和颈部的生理曲度息息相关，一个合适的枕头可以在一定程度上预防颈椎退行性变的发生和加重。判断枕头是否合适的一个简单方法，就是评估每天起床后颈部症状是缓解了还是加重了。现在市面上的枕头大多是扁平形状，这样形状的枕头很难贴合颈椎正常的生理曲度，当后脑勺后部被垫住之后，颈部后侧因为前凸曲度而会出现一个很大的“空隙”，这里是颈部着凉和受力不稳的高发位置，同时肩部也会因为睡眠时候长期缺少足够的支撑而出现肌肉疲劳症状，所以长期使用这样的枕头并不能对颈肩部起放松作用。

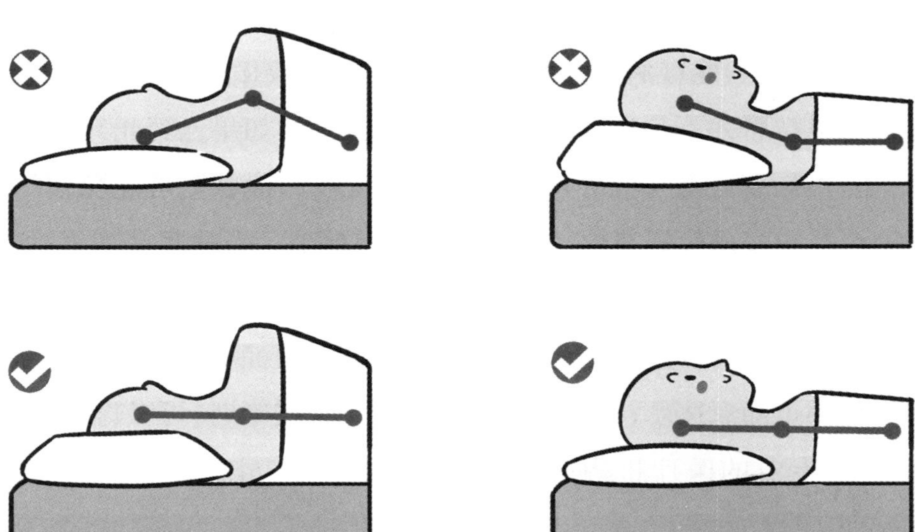

从医学角度来讲，“高枕并非无忧”。枕头过高会让头颈部过度前屈，颈椎后方肌群韧带长时间被拉得过长而缺血甚至劳损，脊

髓前移而被前方的椎体压迫到。如果枕头过低,也会使头颈部长期处于后仰状态,致使前凸角度增大,颈部前侧肌群和前纵韧带会因张力过大而出现慢性劳损,椎管因为颈椎过伸牵拉而容积变小,脊髓和神经根相应变短,加之椎间盘突出、骨质增生或者韧带肥厚骨化,都有可能因为压迫而产生症状。无论枕头过低还是过高,都会对颈椎关节、韧带、肌群、脊髓、神经根造成不利的影响,长期作用更是会加速颈椎的退行性病变。

所以我们应掌握枕头支撑的原则,灵活地调整枕头的高低。对于仰卧睡姿而言,枕头需要同时支撑住头部、颈部和肩背部后侧,高度大约是一个拳头的高度。而对于习惯侧卧者,枕头高度应该略高于自己的肩宽(一个半拳头的高度)为宜。

15.“米”字操是适合所有人的预防颈椎病的锻炼方法吗?

由于很多人长期采取低头伏案的姿势,进行“米”字操这类锻炼,可以从各个方向拉伸颈部肌群,从而松解软组织,改善肌张力过高的状况,促进血液循环,缓解酸痛不适的症状。但也需要注意,这类锻炼更多还是适用于颈型颈椎病或颈肩部软组织慢性劳损积累的人群,并不适合所有人锻炼。

对于颈椎病患者来说,椎间盘的退行性病变使颈椎更加脆弱,过多地活动会加速颈椎间盘的老化,加重病情。特别是以下4种人群,不要去做“米”字操:①脊髓型颈椎病的患者;②病情严重的椎动脉型颈椎病患者;③颈部转动时疼痛较重者;④高血压患者。

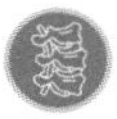

16. 不同人群该如何选择合适的锻炼方式预防颈椎病?

颈椎病患者锻炼时,一般建议水肿期要以卧床静养为主,待水肿缓解再进行功能锻炼。早期以恢复颈曲的动作为主,一方面可恢复正常的生理曲度保持关节压力稳定,另一方面增强肌肉力量预防复发。不建议患者进行负重锻炼或急转、急停的运动,有椎体失稳的风险,像“米”字操这类反复屈伸颈部的锻炼也不太适合。早期应该以静态拉伸为主,像单杠拉伸颈肌对抗训练效果比较好。后期肌肉力量恢复,条件允许的话,游泳是一种比较好的锻炼方式。

17. 佩戴颈托对预防颈椎病有用吗?

颈托并不能起到预防颈椎病的作用。

在颈椎病的急性期,佩戴颈托可以固定颈椎于适当的体位,保持正常的生理曲度;约束颈椎的反常活动,减少不稳定因素;分担头部重量,减轻其对颈椎的压力;合理的佩戴起到一定的颈椎牵引作用;作为外固定,可以减轻部分炎症和神经根水肿,缓解症状。尤其是对于脊髓型颈椎病患者,佩戴颈托制动很有意义。

但长期佩戴颈托,会减少颈部肌肉的力量。平时我们人体都是用颈部的肌肉来“固定”自己的脖子。颈部肌肉是我们保持颈椎健康的关键因素之一。佩戴颈托就会分担原本需要肌肉承担的力,久而久之颈部肌肉力量就会下降,如果时间过长,甚至有可能发生肌肉失用性萎缩。等到将来摘掉颈托后,颈椎会因为肌肉力量的不足而更加不稳定,从而会增大受伤的风险,得不偿失。因此不宜通过佩戴颈托预防颈椎病。

18. 得了颈椎病该如何锻炼和休息?

急性期(发作期)以休息为主,如果是脊髓型颈椎病患者建议制动、卧床,必要时应手术治疗;神经根型颈椎病患者应减少活动,避免久坐,长时间使用电脑、手机等,配合药物治疗、牵引等,即使活动也要适度缓慢,不要剧烈运动,特别是头部和颈椎处,劳累、剧烈活动可能引起神经根压迫症状加重。

当病情缓解后可适度进行颈项部肌肉锻炼。在常见的颈椎病患者中,由于长期低头或伏案工作过久,引起颈曲变直,颈肩部软组织过于紧张,柔韧性下降,肌肉力量不足以维持关节稳定,诱发颈椎不稳,而引起颈椎的一系列症状。因此,在颈椎病的康复功能锻炼中,锻炼颈肩部的肌肉,既可以松解颈肩部的软组织,又可以增加肌肉力量保持关节稳定。但是也要注意颈曲的恢复和适当拉伸脊柱,这样才能减轻关节压力和进一步稳定颈椎,保证颈椎病症状不会复发。日常生活中可以进行“小燕飞”式运动、打羽毛球等,如果有条件可以选择游泳运动。

二、腰部疾病

(一)腰椎间盘突出症

1.腰痛都是由腰椎间盘突出症引起的吗?

腰痛并不都是腰椎间盘突出症引起的,日常生活中有很多原因都可能引起腰痛。据报道,约80%的人一生中都会经历腰痛。

(1)急性腰部扭伤后腰痛　急性腰部扭伤多见于青壮年,老百姓也将其描述为“腰闪了”。急性腰部扭伤往往有抬重物或扭腰的诱因,是肌肉收缩过猛,或用力姿势不正确、肌肉负荷过重或收缩不协调所致。若扭伤很重,当时就会出现持续性腰部剧痛,第二天因腰部肌肉局部出血、肿胀,腰痛症状加剧;若腰部扭伤很轻微,当时可能没有明显疼痛感,次日腰部疼痛加重。受伤后站立时候往往要用手撑住腰部,坐下去也需要用双手扶椅背才能入座;腰部活动明显受限,腰部不能挺直,扭转腰部困难,咳嗽、打喷嚏、腰部用力时可使疼痛加剧,但是没有下肢放射疼痛(这一点与腰椎间盘突出症有区别),休息或服用一般止痛药也不能缓解。

(2)腰肌劳损(腰肌筋膜炎)　腰肌劳损也是老百姓经常挂在嘴边的腰痛疾患之一。腰肌劳损,也叫腰肌筋膜炎,是一种临床常见而又常被忽略或误诊的腰痛症。主要是腰部肌肉及其附着点筋膜的无菌性炎症反应，如果在急性期没有得到彻底治疗而转入慢性，留下后遗症；或者由于腰部受到反复的劳损，如长期固定姿势工作、久坐久站、风寒等不良刺激，可以出现持续或者间断的慢性腰部肌肉疼痛、酸软无力等症状。疼痛在劳累或受寒后加重，休息或保暖后可减轻，时轻时重。

腰肌劳损与前面提到的急性腰部扭伤后腰痛是不一样的：腰肌劳损的腰痛，当按压疼痛的部位、做按摩或者热疗时，疼痛会明显减轻；急性腰部扭伤后腰痛相反，按压疼痛部位症状加剧，无法耐受，越按压越痛。

（3）骨质疏松症　骨质疏松症或椎体压缩性骨折也可以引起腰痛，以 60 岁以上女性多见。这类腰痛的特点是广泛的胸腰背部的疼痛，疼痛位置不固定，老人经常描述像是有“一股气”在腰背部游走，在晚上或活动的时候疼痛加重。因为骨强度下降，老人轻微跌倒，甚至咳嗽、打个喷嚏，就可以引起胸腰椎的压缩骨折，导致腰背部疼痛加剧，病程过久还会逐渐出现脊柱变形。因为多数当事人没有明显外伤史，根本不会想到脊柱骨折的可能性，往往都选择在家休息几天，结果休息后疼痛一点没有好转，反而越躺越疼。这个就是典型的骨质疏松症引起的腰痛表现。

（4）炎性腰背痛　典型的炎性腰背痛有以下特点：①腰背痛发生在 40 岁前；②缓慢发病，很少突发腰疼；③症状持续至少 3 个月；④伴随晨起腰背部僵硬；⑤休息并不能改善腰背部疼痛症状，活动后反而腰背痛减轻。如果符合以上 5 条中任意 4 条，就要考虑炎性腰背痛的可能性。

（5）腰椎间盘突出症　腰椎间盘突出症是骨科的常见病、多发病，也是导致腰痛常见的原因之一。腰椎间盘突出症常见于青、中

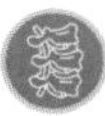

年，部分老年人也可以发病。与其他原因引起的腰痛不一样的是，腰痛同时伴随一侧或双侧下肢放射痛，个别患者仅腰痛或腿痛。咳嗽、打喷嚏、排便等动作会诱发疼痛加剧。病程过久还会出现小腿、足背皮肤麻木，严重的时候可出现会阴区麻木、大小便失禁等瘫痪症状。

此外，除了腰部本身的疾病以外，其他器官的疾病也会引起腰部的疼痛。如十二指肠溃疡、胰腺炎会引起腰部的放射性疼痛；泌尿系统感染、肾脏结石、妇科炎症、经期紧张也会引起腰痛。但由于病变不在脊柱，一般腰部的活动不受影响。综上所述，腰痛的原因有很多，若要明确病因，还要前往医院结合具体检查由医生做出诊断。

2. 腰椎间盘突出等于腰椎间盘突出症吗？

不是的，虽然只有一字之差，但实际上，加上“症”一字，差别非常大。腰椎间盘突出是指椎间盘结构的变化，即检查时可见椎间盘突出。椎间盘突出很常见，但不一定有临床症状，很多中老年人做腰椎影像检查会发现椎间盘突出，这是椎间盘老化的结果，就像人老了，脸上会长皱纹或者头发随着年龄的增长变白，椎间盘则会退变。影像学检查提示腰椎间盘突出，如果不结合临床是没有意义的，只是对片子上椎间盘的一种描述而已。只有结合了临床症状和体征，且与影像学表现相一致，临床医生才会给予“腰椎间盘突出症”的诊断。腰椎间盘突出症是指由椎间盘突出之后神经受压引起的一系列症状，例如腰腿疼痛、麻木、不适等。腰椎间盘突出症是一种疾病。换句话说，可能有很多人患有腰椎间盘突出，但是椎间盘突出可能不会压迫神经。如果神经没有受压，没有腰腿痛的症状的话，则只能说它是腰椎间盘突出，不能诊断为“症”。但是，椎间盘突出后，若压迫神经并引起一系列症状，例如腿麻木，这时称为腰椎间盘突出症。

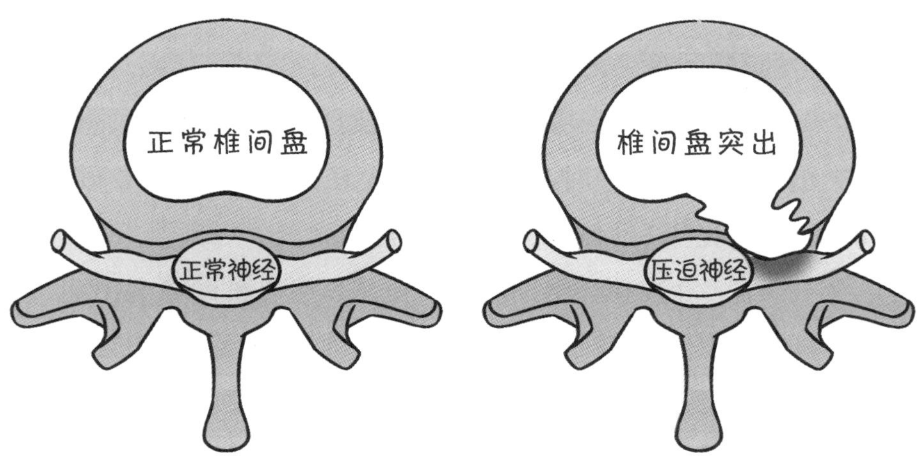

3. 哪类人群容易得腰椎间盘突出症?

腰椎间盘突出症好发人群有以下几个特点。

(1)职业方面　腰椎间盘突出症可见于各行各业，体力劳动者和脑力劳动者的发病率无明显差别。重体力劳动者的发病率比轻体力劳动者高，纯脑力劳动者的发病率比轻体力、脑体力混合型的劳动者高。

(2)年龄方面　本病一般发生在20～40岁的青壮年，男性比女性要多些，约占75%。

(3)体形方面　一般过于肥胖的或过于瘦弱的人易患腰椎间盘突出症。

(4)工作环境方面　寒冷潮湿的工作、生活环境易导致腰椎间盘突出症。

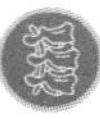

(5)遗传方面　家族中有过腰椎间盘突出症患者的人，发病率比家族中没有该疾病的人发病率高。

(6)发育方面　发育异常，如腰椎骶化、骶椎腰化、骶椎裂、椎弓崩解等，都会影响腰椎的正常功能，给腰部肌群增加额外的负荷，易诱发腰椎间盘突出症。

(7)身体素质方面　在临床实践中发现这样一个规律，患腰椎间盘突出症的人有些平时身体素质比较好，在这些患者中很少有人同时患有高血压、冠心病、糖尿病等常见病。

(8)怀孕　女性在怀孕期间相对更易发生腰椎间盘突出症，这是由于妊娠期局部的韧带会松弛充血，从而导致纤维环的强度减弱。而且随着胎儿的不断增大，孕妇的体重也会逐渐增加，这样就更容易患上腰椎间盘突出症。

(9)有过腰部外伤史　有些人腰部有过外伤，甚至损伤了椎间盘纤维环，这样的人是比较容易患上腰椎间盘突出症的。

4.腰椎间盘突出以后可以通过正骨手法复位吗?

轻度的腰椎间盘突出，通过正骨可以复位，因为部分椎间盘突出症患者的纤维环并没有破裂，这时的椎间盘还是完整的状态，通过正骨纠正腰椎小关节紊乱的状态后，这些完整的椎间盘就可以恢复，但是还要结合腰椎的牵引进行治疗。如果是中度或者重度的椎间盘突出，一般与纤维环的破裂有关，如果纤维环破裂、髓核渗出，引起椎间盘突出，唯一纠正的方法就是进行手术治疗，应禁止进行正骨复位。正骨治疗需要到专业的骨伤科或康复科进行，不能到没有资质的医疗场所进行治疗。正骨治疗需要腰椎承受很大的剪切力，力量不当可以造成进一步损伤，甚至造成截瘫的发生。如果正骨治疗后局部症状加重,禁止再次进行正骨治疗,需要及时进行相关检查,并予以处理。

5. 是不是得了腰椎间盘突出症就必须得采取手术治疗?

不是。80% ~90% 的患者可以通过非手术治疗治愈。腰椎间盘突出症是一种退行性疾病,通俗来讲就是随着年龄的增大,每个人或多或少都会出现腰椎间盘突出症。很多人以为得了腰椎间盘突出症就要做手术,其实大多数腰椎间盘突出症患者并不需要手术治疗,它的自然病史是趋于好转的。初发患者采取常规保守治疗后,通常症状可得到明显缓解。大多数医生也会建议如果疼痛程度比较轻,不影响睡眠,一般保守治疗就可以。为什么有的人需要手术治疗而有的人不需要手术治疗呢?主要还是看症状,对于保守治疗没有效果,或者病情得不到改善甚至加重的患者需要选择手术治疗。感觉腿乏力,走路很沉重,说明神经压迫的情况严重了。这时如果不尽早做手术把导致压迫的因素去除,会影响神经功能恢复的速度,甚至残留一些功能障碍。患者出现大小便、性功能障碍,也是需要手术的重要评判指征。

需要注意的是,腰椎间盘突出症和感冒不一样,感冒一旦好了就能完全恢复正常,然而对于腰椎间盘突出症,即使经过保守治疗后,症状消失了,但椎间盘突出仍然是存在的。因此保守治疗后好了并不是一劳永逸的,以后仍然要注意保护腰部,否则一旦不注意,腰腿痛的症状会反复出现。

6. 目前常用的保守治疗方法有哪些?

目前,患者可以根据病情的不同选择相应的保守治疗方法,主

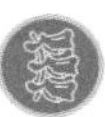

要包括短期的卧床休息、口服及外用药物（消炎镇痛、营养神经）、牵引、理疗、针灸、纠正不良生活方式、康复锻炼等。具体如下。

（1）卧硬板床休息　卧床休息是目前最安全有效的方法。卧床能减轻神经根的水肿，突出的椎间盘会稍微回纳，同时通过休息，下肢的活动减少，神经根的水肿会减轻，减少神经刺激征的出现。有文献资料显示，严格卧床休息 2 周后，约 70% 的患者可以好转。

（2）正骨推拿手法复位　调整小关节紊乱，纠正椎体位移，调整脊柱生物力线，增大椎间孔，可以改变突出的椎间盘和受压迫神经根的位置。

（3）针刺疗法　具有疏经通络、调和气血、平衡阴阳的作用，多结合艾灸、刮痧、拔罐。

（4）小针刀疗法　松解粘连的软组织，促进局部组织血液循环，为纤维环的修复创造有利条件。

（5）注射疗法（封闭、臭氧水、骶管疗法）　消炎镇痛，改善局部血液循环，促使神经根及周围软组织水肿的吸收。

（6）中药辨证疗法　运用补肝肾、强筋骨、活血通络的中药辩证施方治疗或中药外敷。

（7）西药治疗　静脉滴注甘露醇注射液，或甘油果糖，口服非甾体类药物+营养神经类药物+肌松药。例如芬必得、塞来昔布胶囊、甲钴胺、盐酸乙哌立松片以及维生素 B_6 等。

（8）牵引疗法　拉宽椎间隙，降低盘内压力，减轻突出物对神经根的压迫。

（9）物理疗法　利用声、电、热、磁等物理因子预防和治疗疾病。例如中频脉冲、低频脉冲、冲击波等。

（10）功能锻炼 “小燕飞”、五点支撑、游泳等，加强腰背肌锻炼，恢复脊柱两侧肌肉的力量，达到脊柱两侧平衡。

（11）综合疗法 运用上述两种以上方法治疗。

7. 中医在保守治疗上有哪些优势？

中医骨伤科的保守疗法有很多，并且往往取得非常好的疗效，得到很多患者的一致好评。中医采用辨证施治的方法，根据腰椎间盘突出症不同证型采取不同的治疗方法。此外，中医保守疗法相对于西医手术疗法也具有一定的优势，保守治疗不会带来很大的副作用，在调理的过程中对身体是无害的，而手术归根结底还是有一定创伤和风险存在的。中医保守治疗方法主要有药物、手法、固定和练功等。比如中药外敷，一般选用疏通经络、活血化瘀的药物在患处外敷，具有见效快、价格低廉、不良反应少的优势。中药熏蒸在腰椎间盘突出症的治疗上也很常用，具有活血化瘀、疏通经络、促进功能恢复的作用，可改善局部血液循环，解除局部肌肉痉挛。中药内服常采用活血舒筋、通络止痛、滋养肝肾的药物，药物吸收快、不良反应少、经济实惠。牵引须在医院进行，一般采用卧位的轴向牵引，牵引重量、持续时间由医生确定，具有经济、方便、疗效好的优势。推拿疗法是医学的组成部分，此方法具备简便、舒适、有效、并发症少等优点，能够活血通络，促进循环。针灸包括体电针疗法、刺血拔罐法、针疗法、耳针疗法、手针疗法、刮痧疗法等。针灸疗法疗效好，不需特殊设备，易于掌握，是不错的选择。

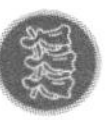

8. 微创手术优点多，你真的适合吗？

腰椎间盘突出微创术是利用现代医疗设备与方法，将突出的椎间盘去掉。手术创伤小，对骨头和脊柱的稳定性影响小，术后恢复较快。微创是一种理念，微创手术不仅是椎间孔镜手术，显微镜下、通道下、小切口手术等也都属于微创范畴。微创手术恢复的时间因人而异，一般恢复期一期在1～3个月不等。微创手术主要包括显微镜下小切口髓核摘除、椎间孔镜髓核摘除术、通道下髓核摘除术（UBE）等。微创手术适应证非常广，绝大多数患者都可以采用，尤其适合青壮年。微创手术的适应证是单纯的腰椎间盘突出压迫神经。临床上并不是所有的患者都能进行微创手术。微创手术前，需要进行术前检查，有微创禁忌证的患者则不可以进行微创手术，如腰椎稳定性差、椎管狭窄的老年人；突出的椎间盘压迫比较久，突出物已经形成钙化了，治疗效果相对差一些；合并先天性发育不良、脊柱裂等问题的，不提倡微创手术治疗。具体禁忌证如下：①腰椎间盘突出症患者伴有较严重的心、肾功能不全；②后纵韧带、侧韧带松弛，腰椎失稳者；③过度的骨质增生或纤维环韧带钙化较严重者；④出血性疾病患者、脊柱肿瘤患者、高血糖未控制者；⑤有骨性椎管明显狭窄者，椎间盘突出并向下或向上脱出>4毫米者；⑥有脏器下垂或脏器异位；⑦对本技术高度怀疑、不愿意接受此手术者。

9. 哪种情况适合开放手术治疗？具体方式有哪些？

腰椎间盘突出症诊断明确以后，如果长时间保守治疗无效，影响日常生活和工作，建议行手术治疗。开放手术适用于微创无法解决、不愿接受微创手术,或微创手术后复发的患者。以下情况必须行开放手术治疗:①多节段的腰椎间盘突出并引起症状;②腰椎管明显狭窄,如腰椎关节退变形成的骨性狭窄;③合并腰椎滑脱、椎间隙塌陷、感染、肿瘤等情况。

开放手术包括两种情况,一种是单纯的髓核摘除术(例如椎板开窗髓核摘除手术),另一种是全椎板切除减压髓核摘除椎间植骨融合内固定手术。椎板开窗髓核摘除手术是在椎板间隙,将上下椎板的部分切开形成一定大小的窗口,在直视下进行髓核的摘除手术。而全椎板切除减压髓核摘除椎间植骨融合固定手术,就是在患者背部中线做一个切口,切除整个突出节段的椎板,牵开硬膜囊,进入椎间隙,随后清除受累椎间盘及周围压迫神经根的组织,插入植入物及其他内固定物使椎体融合固定。

开放手术的优点为视野充分、相应椎管减压彻底、神经减压充分、疗效好、复发概率低,其缺点是手术创伤大、出血多、恢复时间长、脊椎活动度稍受限。

10. 平时生活中该如何做才能预防腰椎间盘突出症的发生?

(1)加强锻炼,强身健体　腰椎间盘突出症的基本病因是腰椎间盘退变、腰部外伤和积累劳损。因此通过锻炼,骨骼和腰背肌就会坚强有力,神经系统反应就会敏捷,在从事各种活动时,动作才会准确、协调,腰椎才不易发生损伤。同时运动有利于减轻腰椎负荷,延缓腰椎间盘的退行性变,从而防止腰椎间盘突出症的发生。锻炼的方式因人而异,因地制宜,如做广播操、跳健美操、打太极拳等各种体育活动均可。

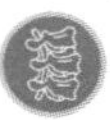

（2）保持正确的劳动姿势　正确的姿势不但可以提高劳动效率，而且能防止腰部肌肉劳损，延缓椎间盘退变，从而有效预防腰椎间盘突出症。下面是几种有助于保护腰椎的常用姿势。

1）站立劳动者：髋、膝关节微屈，以15°左右为宜，自然收腹，双侧臀部肌肉向内收缩，使骨盆前倾，腰椎变直。

2）坐位工作者：调整座椅的高度恰好使双膝关节能自由屈伸，上腰椎与靠背椅贴近，保持脊柱伸直。椅子坐板不能太窄，应以能托住双侧大腿为宜。

3）因工作性质需要半弯腰的劳动者（如炊事员、理发师等）：保持下腰部伸直，两足分开与肩平行，使重力落在双髋关节和双足上。弯腰搬重物时应先伸腰部，然后屈髋下蹲，再用力伸直髋、膝关节，挺腰将重物搬起；集体抬动重物时，要挺胸直腰，先屈髋下蹲，然后同时托起重物。

（3）做好劳动保护，改善劳动条件　经常弯腰劳动者或挑重物者，可用腰托加强腰部的稳定性。但腰托只能在劳动时应用，平时要解下，否则可导致腰部力量减弱，甚至腰肌萎缩，反而产生腰背痛。

无论什么劳动、什么职业，在某个固定姿势下，劳动时间都不要太久。特别是从事弯腰或反复扭转身体的工作，要定期更换姿势，使疲劳的肌肉得到休息。

汽车驾驶员长期在座椅上承受颠簸、震动，久而久之，腰椎间盘承受的压力增加，易引起椎间盘退变，导致椎间盘突出。所以驾驶员要有一个设计合理的座椅，注意坐位的正确，避免或减少震动。驾驶期间要适当地让腰部活动和休息。

风寒湿的侵扰，可使机体免疫功能降低、小血管收缩和肌肉痉挛，引起腰腿痛。腰背肌肉持续性痉挛，可导致椎间盘内压力升高，诱发腰椎间盘突出症。因此，无论是在生产劳动中，还是日常生活中，都要避免风寒湿的侵扰。

妇女在妊娠期和哺乳期，由于内分泌的改变，下腰部和骨盆的肌肉、关节囊及韧带松弛，下腰椎负荷增大，椎间盘内压升高，容易发生腰椎间盘突出症。因此，在妊娠期、哺乳期应避免重体力劳动。

（4）戒烟　吸烟过多也能发生腰背痛，这是因为烟叶中某些化学物质可使血管收缩，血管内皮损伤进而导致缺血、缺氧，椎间盘营养状况恶化，从而加速椎间盘退变。同时，吸烟可引起咳嗽，严重的咳嗽又会引起椎间盘内压力升高，促进椎间盘退变，导致腰椎间盘突出，故应戒烟。

11. 得了腰椎间盘突出症适合做哪些锻炼以避免复发和加重？

（1）退步走　每天退步走 40 ~ 60 分钟。走的时候尽可能往后倒，以走完后微感疲劳，不加重症状为度。在腰椎间盘突出症的锻炼方法中，退步走最简单易行。

（2）游泳　在众多的体育运动项目中，游泳运动较为适合腰椎间盘突出症患者，是一种效果不错的锻炼方法。

（3）仰卧蹬车　仰卧床上，双腿向上似蹬自行车状。每天早晚各一次，每次 10 ~ 15 分钟。此方法是广大患者推荐的一种腰椎间盘突出症的锻炼方法。

（4）引体向上　身体素质好的人可以在单杠上做引体向上，身体素质差点的人也可以双手握着单杠两脚悬空吊一会儿，手累了休息一会儿再做，一天反复多次。

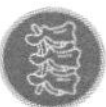

（5）腹肌的锻炼　即做仰卧起坐，同样是每次做10个，每天3次。

（6）俯卧式“小燕飞”　在硬床或干净的硬质地板上，取俯卧位，面部朝下，双臂以肩关节为支撑点，轻轻抬起，手臂向上的同时轻轻抬头，双肩向后向上收起。与此同时，双脚轻轻抬起，腰骶部肌肉收缩，尽量让肋骨和腹部支撑身体，持续3～5秒，然后放松肌肉，四肢和头部回归原位休息3～5秒再做。每天可做30～50下，可分为2～3次，坚持6个月以上。腰椎术后患者最好是将此作为终身锻炼项目。刚开始时，每次可先做5～10下，每天2～3次，逐渐增加。睡前在床上做，贵在坚持。

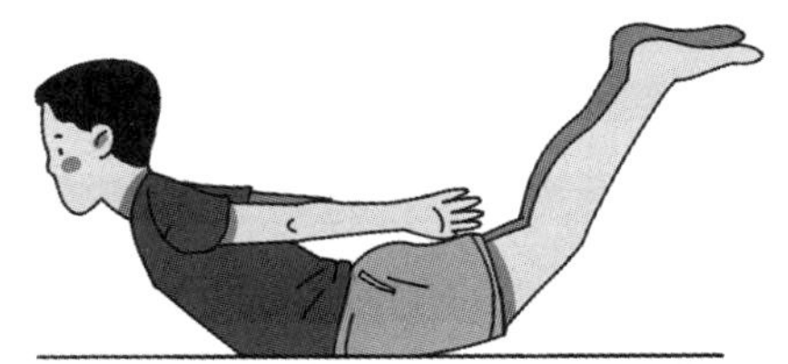

以腹部为支撑点，头、上肢、背部及下肢和腰同时后伸，动作宜缓慢

（7）五点支撑法　是一种简单的锻炼腰背肌肉的方法。仰卧位双膝屈曲，以足跟、双肘、头部当支点，抬起骨盆，尽量把腹部与膝关节抬平，然后缓慢放下，一起一落为一个动作，刚开始可以连续做5～10个，循序渐进，逐渐增加。以上动作须连贯进行，每晚睡前做一次，连续做3～6个月。

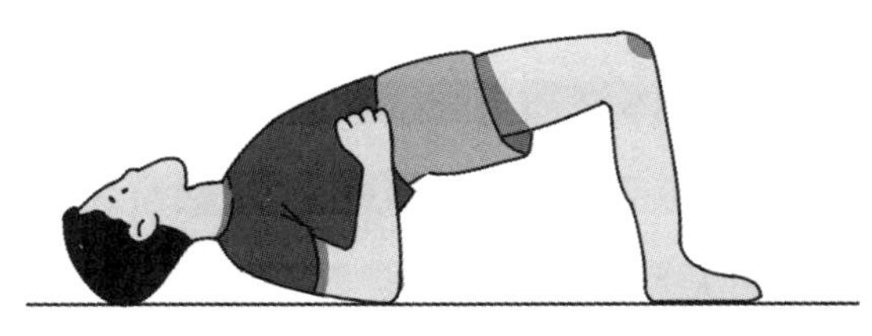

12. 腰椎间盘突出症患者平卧时腰椎下垫枕真的好吗?

很多老年人看了各种的广告,可能会认为平卧时在腰底下垫一个小枕头或者一个小的硬物,对腰椎间盘突出症病情是有帮助的。其实不建议这种办法。腰椎间盘突出症的患者,睡觉时只需要一个硬板床。这个硬板床不是说是一个硬硬的板子。在正常的睡眠过程中,人体在整个夜晚,会半个小时变换一次姿势,而你如果睡在一个很软的床上,因为很舒服可能会深睡眠 2 ~3 小时,其间没有变换姿势,在这种情况下,腰椎的负荷就会持续在一个状态,这对腰椎是一种损害。而在相对硬的床上,人体会在半个小时之内变换一次姿势,腰椎的负荷是在不停变化的,这对腰椎是一种保护,当然对腰椎间盘突出症的患者更是一种保护。

13. 腰椎间盘突出症患者长期佩戴腰托真的有好处吗?

佩戴腰托时可根据病情掌握佩戴时间,在腰部症状较重时,应经常使用,不要随时取下;病情轻的患者,在可以外出时,特别是需要较长时间站立或一个姿势坐着时戴上腰托,在睡眠及休息时再取下。在症状逐渐消退、体征逐渐变为阴性以后,应去掉腰托,开始逐渐恢复腰的正常活动。长期使用腰托,可使肌肉和关节活动降低,继发肌肉的失用性萎缩,腰椎各关节不同程度的强直,导致活动度降低。其结果是患者不能离开腰托,否则疼痛加重,或是解除腰托后,萎缩的肌肉力量较弱,不能适应无腰托保护下的活动,并有可能造成新的损伤。具体腰托戴多长时间为宜,建议根据病情在专业医生的指导下应用。

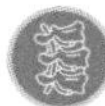

(二)腰椎管狭窄症

1. 什么是腰椎管狭窄症?

腰椎管狭窄症(LSS)是由先天或后天因素所致的腰椎管或椎间孔狭窄,进而引起腰椎神经组织受压、血液循环障碍,出现臀部或下肢疼痛、神经源性跛行,伴或不伴腰痛症状的一组综合征。其中退行性腰椎管狭窄症(DLSS)临床中最为常见,是长期的不良姿势或生活习惯导致正常的组织发生退变,如髓核脱水、椎间隙变窄、关节负荷增大,造成小关节增生、黄韧带肥厚、骨质增生等,最终导致腰椎管狭窄症。

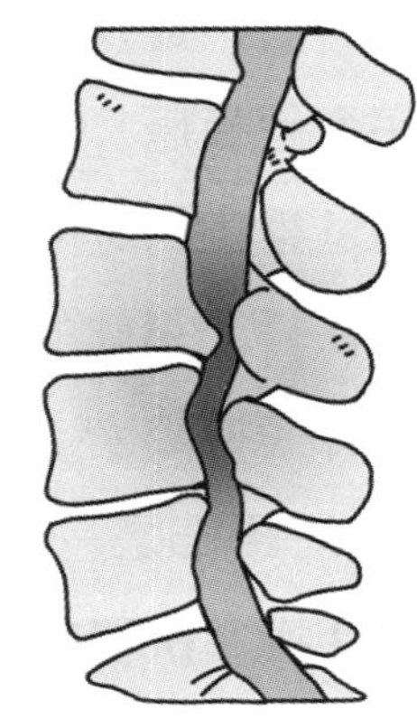

腰椎管狭窄症

2. 腰椎管狭窄的原因是什么?

腰椎管狭窄的原因可分为先天和后天两种。

(1)先天发育性腰椎管狭窄　这种腰椎管狭窄是由先天性发育异常所致,包括营养、外伤等原因造成的先天性椎管狭窄。大部分人开始可能不出现任何症状,但到中年以后,由于脊柱的一些老化或损伤,会有腰椎管狭窄症的症状及体征出现。

(2)后天因素导致的腰椎管狭窄　这个主要是由脊柱的退化引发的。

1)腰椎间盘突出:当椎间盘突出时,突出的椎间盘会占用管腔的位置,从而导致椎管狭窄。

2)黄韧带、后纵韧带肥厚:当脊柱出现退化、不稳定时,黄韧带及后纵韧带受到的应力增高,常常会导致其变性或损伤,而长期的损伤、修复过程使黄韧带、后纵韧带增厚，从而导致椎管管腔的空间变小，引起椎管狭窄。

3）椎小关节增生：所谓的椎小关节，指两个椎体之间的关节。正常的椎小关节表面是有软骨的，活动也比较自如。但是当脊柱发生退化后，关节表面的软骨磨损，出现骨与骨之间的摩擦，从而产生骨质增生。增生的骨质占用椎管或椎间孔的位置，从而出现椎管狭窄。

4）椎体滑脱：当椎体发生错位滑脱时，因为上下椎管前后移位，使椎管进一步变窄。

5）脊柱外伤：脊柱受外伤时，特别是外伤较重引起脊柱骨折或脱位时常引起椎管狭窄。

3. 腰椎管狭窄症患者有哪些临床症状？

腰椎管狭窄症患者主要的特点是症状重，但临床体征少。

（1）下腰痛　疼痛一般较轻，卧床休息后减轻或消失。查体脊柱前屈时一般无症状，后伸时症状明显。

（2）明显的腰腿痛症状和间歇性跛行　是腰椎管狭窄症最典型的症状。患者常在步行一二百米，甚至是十几米时产生腰腿痛，弯腰休息一会或下蹲后症状会立即减轻或消失，若继续再走，不久疼痛再次出现。

（3）马尾压迫症　出现马鞍区的症状与体征，以及括约肌的症状，严重者可以导致大小便失禁、性功能障碍，甚至造成下肢不完全性瘫痪。

（4）神经根管狭窄引起相应的神经根受压迫或刺激的症状及体征　一些患者表现为间歇性跛行，另一些患者表现为持续性放

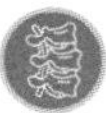

射性神经根症状,多为酸痛、麻痛、胀痛、放射痛,疼痛的程度不同。神经根症状的部位与受压神经根有关,表现为相应的神经根性分布区针刺觉减弱、痛觉异常、肌肉力量减弱及腱反射异常。

4. 诊断腰椎管狭窄症需要做什么辅助检查?

许多患者就医时,认为只拍摄 X 射线片就可以确诊是否存在椎管狭窄。这是认识上的一个误区。临床上常根据患者就诊时的不同症状选择不同的影像学辅助检查方法。一般认为,X 射线平片上椎管横径小于 18 毫米、矢状径小于 13 毫米,可提示有椎管狭窄,但每个人椎管大小不尽相同,故此测定方法欠精确。采用 CT 检查可准确地测定椎管的形态和管径,而且医师利用 CT 图像能够清晰观察黄韧带及后纵韧带骨化、钙化状态,也可诊断椎体骨质增生及椎间盘突出引发的腰椎管狭窄,对诊断腰椎管狭窄症有重要价值。而磁共振成像(MRI)检查图像清晰,可进行三维成像,立体感强,能确定狭窄的部位,可显示对脊髓的压迫程度,了解脊髓有无萎缩变化。因此,三种检查方法不可相互替代,根据患者的不同情况往往要采取不同的检查方法。

5. 腰椎管狭窄症该如何治疗?

腰椎管狭窄症的治疗方法包括保守治疗和手术治疗两种。

(1)保守治疗　对于症状较轻、病程较短的患者以保守治疗为主。急性期患者应该卧床休息 2 ~ 3 周,避免过度活动;注意保护腰部防止外伤;加强锻炼,增强腰背肌力,维持脊柱平衡。疼痛较甚者可使用非甾体抗炎药,如扶他林、西乐葆、芬必得等。出现神经体征者,可给予神经营养药物,如口服维生素 B_1、神经妥乐平等。

当患者疼痛剧烈时，可静脉滴注甘露醇及地塞米松或七叶皂苷钠以利水消肿、消炎止痛。

门诊就医时，许多患者接受了牵引、手法按摩、推拿复位、硬膜外注射封闭等治疗方法，我们认为选用以上治疗方法时应慎重，尤其是不恰当的重手法按摩、正骨等，往往引起患者的症状加重。建议患者一定要到正规医院就诊，咨询专业医生后采取合理的保守治疗方式。

（2）手术治疗　许多患者对于腰椎管狭窄症手术治疗存在恐惧感，担心手术疗效。目前，国内外的研究者普遍认为腰椎管狭窄症行减压手术治疗效果良好，经手术治疗的广大患者亦取得满意疗效。一般认为，对于保守治疗 3 个月或以上无效，间歇性跛行逐渐加重，严重影响日常生活，有明显的神经功能障碍，肌力减退或肌肉萎缩，疼痛、麻木症状逐渐加重者，应考虑进行手术治疗。

6. 在日常生活中该如何预防腰椎管狭窄症？

腰椎管狭窄症是可以预防的。首先要注意腰部防护，选择软硬适中的睡床很重要，要注意避免睡床过硬或过软，使腰部肌肉在夜间得到充分的休息；同时要注意腰部保暖，避免腰部受到风寒湿侵袭；白天工作时，避免久坐、久站，每隔一定时间注意改变腰部姿势，避免腰肌劳损。其次要注意正确用腰，搬抬重物时应先下蹲，避免腰部长时间维持同一姿势，防止腰椎退变的发生。最后还要注意加强腰部功能锻炼，经常进行腰椎前屈、后伸、左右侧屈等各方向的活动，同时可进行游泳等体育运动，加强腰部肌肉及腹部肌肉的锻炼，增加脊柱的稳定性，防止腰椎发生退行性改变，进而防止腰椎管狭窄症的发生。

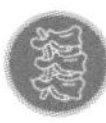

（三）腰椎滑脱症

1. 什么是腰椎滑脱症?

腰椎滑脱症是一种比较常见的疾病，是指其中一节段椎体与下方椎体向前滑动或脱离。腰椎滑脱症好发于 20 ~ 50 岁的成年人群，发病率因种族、地区而异，在欧洲为 4% ~6% ，在我国占人口总数的 4.7% ~5% ；峡部崩裂引起的滑脱约占 15% ，退行性腰椎滑脱约占 35% 。在我国腰椎滑脱症的发病年龄以 20 ~ 50 岁较多，约占 85% ；发病男性多于女性，男女之比约为 29 ∶ 1。腰椎滑脱常见的部位是 L_4（第 4 腰椎）~ L_5（第 5 腰椎）及 L_5 ~ S_1（第 1 骶椎），其中 L_5 椎体发生率为 82% ~90% 。目前将腰椎滑脱症分成发育不良性（包括高度发育不良性及低度发育不良性）、峡部裂性、退变性、创伤性和病理性 6 种。其中又以峡部裂性及退变性多见。

2. 腰椎滑脱症的诱因有哪些?

腰椎滑脱症的病因至今尚不十分明确，大量研究表明先天性发育缺陷和慢性劳损或应力性损伤是两个可能的重要原因，一般认为以后者为主。

（1）创伤　腰椎峡部可因急性外伤，尤其是后伸性外伤产生急性骨折，多见于竞技运动员或强劳动搬运工。

（2）先天性遗传　腰椎胎生时有椎体及椎弓骨化中心，每侧椎弓有两个骨化中心，其中一个发育为上关节突和椎弓根，另一个发育为下关节突、椎板和棘突的一半。如果在生长发育过程中，椎弓之间没有联合，形成骨缺损，则称为先天性峡部崩裂，又称为峡部不连，局部形成假关节样改变。行走以后由于站立可使上方的脊椎向前滑动，称为脊椎滑脱；也可因骶骨上部或 L_5 椎弓发育异常，而产生脊椎滑脱，其峡部并无崩裂。

(3)疲劳骨折或慢性劳损　从生物力学角度分析，人体处于站立时，下腰椎负重较大，导致前移的分力作用于骨质相对薄弱的峡部，长期反复作用可导致峡部疲劳性骨折及慢性劳损。

(4)退变性因素　长时间持续的下腰不稳或应力增加，使相应的小关节发生磨损，发生退行性改变，关节突变得水平，加之椎间盘退变、椎间不稳、前纵韧带松弛，从而逐渐发生滑脱，但峡部仍保持完整，故又称假性滑脱。多于 50 岁以后发病，女性的发病率是男性的 3 倍，多见于 L_4，其次是 L_5，滑脱程度一般在 30% 以内。

(5)病理性骨折　系全身或局部病变，累及椎弓、峡部、上下关节突，使椎体后结构稳定性丧失，发生病理性滑脱。局部骨病变可以是肿瘤或炎症。

3. 腰椎滑脱症有哪些临床表现?

(1)症状　并非所有的滑脱都有临床症状，除了与脊柱周围结构的代偿能力有关外，还取决于继发损害的程度，如关节突增生、椎管狭窄、马尾及神经根的受压等。腰椎滑脱症的主要症状包括以下几个方面。

1)腰骶疼痛：疼痛涉及腰骶部，多为钝痛，极少数患者可发生严重的尾骨疼痛。疼痛可在劳累后逐渐出现，或于一次扭伤之后持续存在。站立、弯腰时加重，卧床休息后减轻或消失。

2)坐骨神经受累：峡部断裂处的纤维结缔组织或增生骨痂可压迫神经根，滑脱时 L_5 或 S_1 神经根受牵拉，出现下肢放射痛、麻

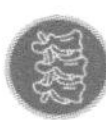

木；直腿抬高试验多为阳性，腰后伸试验阳性。疼痛及麻木症状可出现在两侧，但因腰椎紊乱后的扭曲侧弯可使两侧受损程度不一，而症状表现轻重不等，甚至只在单侧出现症状。

3）间歇性跛行：若神经受压或合并腰椎管狭窄则常出现间歇性跛行症状。

4）马尾受牵拉或受压迫症状：滑脱严重时，马尾受累可出现下肢乏力、会阴区麻木及大小便功能障碍等症状。

5）下腰痛：多在20岁以后出现，为最常见的症状，可向臀部及大腿后侧放射，有滑脱椎棘突压痛、左右推挤痛及腰后伸痛。

（2）体征　腰部检查可见腰椎前凸增加、臀部后凸，也可因神经根受压而出现腰椎变直。腰椎活动受限，前屈时疼痛常加重。患椎棘突处压痛，可触及上一个棘突前移，而致局部形成台阶感。坐骨神经受损的体征常不肯定，仔细进行神经系统检查，多数患者可出现不同程度的神经根受累体征，如踇趾背伸无力、足背痛觉下降、跟腱反射减弱等。如滑脱严重，可因马尾神经受累而出现膀胱或直肠括约肌障碍。

4. 腰椎滑脱症的影像学表现有哪些？

（1）X射线表现　X射线表现对于腰椎滑脱的诊断及治疗方案的制订十分重要。凡疑诊本病者均应常规拍摄站立位的前后位、侧位、左右斜位及动力性X射线片。

1）前后位片：不易显示峡部病变。通过仔细观察，可能发现在椎弓根阴影下有一密度减低的斜行或水平裂隙，多为双侧，宽度1～2毫米。明显滑脱的患者，滑脱的椎体因与下位椎体重叠而显示高度减小、椎体倾斜、下缘模糊不清、密度较高，与两侧横突及骶椎阴影相重叠。滑脱腰椎的棘突可向上翘起,也可与下位椎体之棘突相抵触,并偏离中线。

2)侧位片:能清楚显示椎弓崩裂形态。裂隙于椎弓根后下方,在上关节突与下关节突之间,自后上斜向前下,边缘常有硬化征象。病变一侧者侧位片显示裂隙不完全或不清楚,两侧者显示较清楚。侧位片可显示腰椎滑脱征象,并能测量滑脱分度。分度判定:国内常用的是 Meyerding 分度,即将下位椎体上缘分为 4 等份,根据椎体相对下位椎体向前滑移的程度分为Ⅰ~Ⅳ度。

Ⅰ度:指椎体向前滑动不超过椎体中部矢状径的 1/4 者。

Ⅱ度:超过 1/4,但不超过 2/4 者。

Ⅲ度:超过 2/4,但不超过 3/4 者。

Ⅳ:超过椎体矢状径的 3/4 者。

3)斜位片:可清晰显示峡部病变。在椎弓崩裂时,峡部可出现一带状裂隙,称为苏格兰(Scotty)狗颈断裂征或长颈犬(Greyhound)征。其前下方常位于骶骨上关节突顶点上数毫米,偶尔可位于顶点的稍前方。

4)动力性 X 射线片:可判断滑移的活动性,对判断有无腰椎不稳价值较高。腰椎不稳的 X 射线诊断标准有过伸、过屈位片上向前或向后位移>3 毫米或终板角度变化>15°,正位片上侧方移位>3 毫米;椎间盘楔形变>5°。过屈时可使峡部分离,有助于诊断。

(2)CT 扫描　CT 对峡部病变的诊断率较高。另外,CT 不仅能够观察椎体和椎间盘的异常,而且可以清楚显示椎体后部小关节结构和软组织异常。腰椎滑脱的 CT 表现主要有:①双边征;②双管征;③椎间盘变形,即出现滑脱水平的纤维环变形,表现为前一椎体后下缘出现对称的软组织影,而下一椎体后下缘无椎间

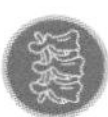

盘组织；④峡部裂隙出现在椎弓根下缘平面，走行方向不定，边缘呈锯齿状。三维 CT 或矢状面多幅重建可以明确椎间孔变化及滑脱程度。

（3）MRI　MRI 可观察腰椎神经根受压情况及各椎间盘退变程度，有助于确定减压和融合范围。

5. 腰椎滑脱症一定要手术治疗吗？

腰椎滑脱症并不是都需要手术治疗，多数腰椎滑脱早期是在检查其他问题的时候偶然发现的，很多并没有症状，一般不需要特殊治疗。Ⅰ度以下的腰椎滑脱，或是没有明显症状的腰椎滑脱，可以采取保守治疗，大部分患者都能通过卧床休息、禁止增加腰部负重的活动（如提重物、弯腰等）、口服非甾体抗炎药、佩戴支具等得到缓解。

同时，腰部疼痛程度与是否手术治疗没有必然联系。一些Ⅰ度滑脱患者，由于腰椎间盘突出的原因，往往自觉疼痛程度可能比Ⅳ度滑脱患者严重得多，腰椎滑脱更加剧了疼痛。通常情况下，Ⅱ度以上的滑脱一般都会伴随神经受压迫的症状，比如腿麻、腿无力等，如果神经症状很重，就需要考虑手术治疗。而有些Ⅱ度滑脱的患者，腰痛的表现也并不明显，这种情况就可以先做保守治疗。

一般来说，腰椎滑脱症的治疗目的：①纠正滑脱移位，恢复脊柱的正常生理解剖结构；②解除滑脱导致的神经压迫，缓解神经牵拉症状；③避免再次滑脱。一般认为患者症状较轻时，可选择保守治疗；如果手术指征存在则需行手术治疗。

6. 腰椎滑脱症的治疗方式有哪些?

(1)保守治疗　适用于病史短、症状轻、无明显滑脱的患者,单纯峡部裂患者及年龄大、体质差不能耐受手术的患者。主要措施包括:①腰背肌锻炼,对增加腰椎的稳定性最为重要。②腰部支架或腰围外用。③避免腰部外伤、重负荷及剧烈运动。④对症处理,可采用腰部理疗、针灸、热敷、中药内服外用等。保守治疗显效后,须特别注意腰背肌锻炼,否则存在症状反复发作的可能。经规范化保守治疗后,大多数患者症状能够缓解。

(2)手术治疗　当出现以下情况时,可考虑手术治疗:①出现长时间顽固性腰背部疼痛,或者原有的下腰部疼痛症状加重,通过正规的保守治疗无效,并严重影响正常的生活和工作;②伴有持续的神经根压迫症状或腰椎管狭窄症状的患者,如已经出现了下肢根性放射痛及间歇性跛行,或出现会阴部麻木及大小便功能障碍;③重度腰椎滑脱。一般术前对患者的年龄、滑脱类型、滑脱程度、椎间盘及椎管的状态作出综合评价,从而选择适当的手术方法,以期取得理想的效果。

7. 日常生活中,我们如何预防腰椎滑脱症?

(1)避免过度劳累　避免长时间保持同一姿势或重复同一动作,如长时间上网、打麻将等。同一姿势持续 30 ~ 50 分钟后,要做 2 ~ 3 分钟的头部和腰部放松运动。出现腰椎滑脱的症状时需及时就医,尽早采用科学方法进行干预。

(2)禁止剧烈运动,防止外伤　外伤也是引起腰椎滑脱的原因之一。剧烈运动很容易引起外伤,并且剧烈运动很容易导致腰椎

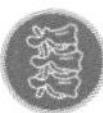

滑脱症病情加重，对于已经康复的患者极易出现二次滑脱。所以，有腰椎滑脱症病史的人，应避免剧烈运动，在运动之前一定要做好准备工作。

（3）纠正不良姿势　不良姿势也是导致腰椎滑脱症的一个重要原因。我们在平时的生活与工作中，不宜久坐，不宜坐在软沙发上，应坐在硬板凳上，而且腰要挺直；不要跷二郎腿，不要盘腿；坐位工作应尽量避免驼背、低头，不要长时间趴在桌子上写字。

（4）养成良好的睡眠习惯　良好的睡眠习惯对于每个人都非常重要。大家都知道脊柱的生理曲度是一个“S”形，睡觉的时候姿势不当、床过软等因素都会对腰椎生理曲度不利，容易导致腰肌紧张、僵硬、血液循环不畅。

（5）加强腰背肌肉的功能锻炼　见本部分“腰椎间盘突出症”问题12中“（6）俯卧式‘小燕飞’”和“（7）五点支撑法”。

（6）减轻体重　尤其是减少腹部脂肪堆积。体重过重增加了腰椎的负担及劳损，特别是腹部脂肪堆积，增加了腰椎在骶骨上向前滑脱的趋势。

（7）限制腰椎过度活动　为了避免腰椎滑脱出现，在日常生活中应该减少一些对腰椎产生损伤的活动，主要有腰部的旋转、突然蹲起以及腰部的负重，比如踢足球、打篮球的急停转向，就能够减少腰椎滑脱症的发病概率。

（8）快走和慢跑、游泳　快走和慢跑是预防腰椎滑脱症最常见的运动方法，在快走和慢跑过程中要选择弹性合适的运动鞋，能够有效地缓解退行性腰椎病变的出现。游泳时，腰部的负荷极低，但是肌肉和韧带又能得到良好的锻炼，不会加重关节磨损，是对关节和脊柱“最友好”的运动之一。

(四)急性腰扭伤

1. 急性腰扭伤是什么病?

急性腰扭伤俗称“闪腰”,在临床上较为多见,尤其是在体力劳动者中多发。偶然参加运动或劳动而事先又未做热身准备,腰部肌肉、筋膜、韧带等软组织因外力作用突然受到过度牵拉而引起的急性撕裂伤发生尤多。急性腰部扭伤患者男性较女性多见,以青壮年为多,年幼及年老患者均较少。急性腰扭伤可使腰骶部肌肉的附着点、骨膜、筋膜和韧带等组织撕裂。

2. 什么原因会导致急性腰扭伤?

(1)无准备活动　无论是体力劳动或各项竞技活动,如果在正式开始前能对脊柱及四肢进行由慢到快、由小幅度到大幅度的准备活动,则不易发生损伤(包括腰背部扭伤)。反之,在无准备活动情况下突然开始增加脊柱负载量,则易引起扭伤及韧带撕裂,严重者甚至可发生骨折,特别是在平日无暇体力劳动及体育锻炼者。

(2)姿势不当　在日常劳动中,尤其是对于平日难得有机会进行重体力劳动者或脑力劳动者,当遇到较重物体需搬动时,往往不习惯先将身体向前靠拢、屈膝、屈髋,再双手持物,并在抬起(举)的同时使膝及髋关节逐渐伸直这一正常步骤,以致用力不当,将腰背部扭伤。

(3)劳动方式不当　除由于不同劳动条件所造成的被迫劳动体位而难以纠正外,某些劳动者不能自行掌握正确的劳动方式,例如操纵接送患者的推车时,如果不是采用“推”而是采用“拉”的方

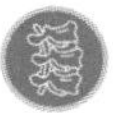

式，则由于椎旁纵向肌群用力较大而易引起腰背部扭伤。诸如此类的动作在日常生活及工作中十分多见。

（4）其他　自高处跌下、平地滑倒、交通意外或生活意外等均可引起腰背部扭伤。

3. 急性腰扭伤的主要表现有哪些?

（1）疼痛　通常伤后立即出现下腰部疼痛，但有时损伤当时疼痛不明显，过几小时或第二天晨起后感到明显疼痛。疼痛呈持续性、刀割样或撕裂样，活动后加重，休息后减轻但不消除。咳嗽、大声说话、腹部用力时均可使疼痛加重。患者大多能指出较为明确的疼痛部位，局部压痛范围开始较大，以后逐渐局限。患者多用双手撑腰，借此防止因活动而发生更剧烈的疼痛。

（2）腰部僵硬、活动受限　受损肌肉由于疼痛及其他各种病理因素而反射性引起痉挛，造成腰部僵硬，脊柱代偿性侧弯（一般多向患侧倾斜）。脊柱的前屈、后伸、侧弯、旋转等一切活动均因疼痛加重而受限。处于痉挛状态的肌肉可使疼痛加重，再度使肌肉痉挛，形成恶性循环。

（3）放射性和牵扯性神经痛　有近半数急性腰扭伤患者有放射性或牵扯性神经痛，其疼痛部位多在臀部、大腿后部、大腿根部前内侧等处。

4. 急性腰扭伤常见的类型有哪些?

（1）腰肌损伤　其好发部位以骶骨附着点处最常见，其次为棘突旁或横突上的腱膜附着处，位于肌腹中部的撕裂则较少见。

（2）棘上韧带损伤　腰部棘上韧带较强大，但在 $L_5 \sim S_1$ 处常缺如或较为薄弱，而腰部活动范围较大，故也易造成损伤。

(3)棘间韧带损伤　腰部屈伸动作使棘突分开和挤压，棘间韧带的纤维之间相互摩擦，日久可引起变性。在此基础上，加之外伤因素，棘间韧带可发生断裂或松弛。

(4)腰椎小关节紊乱　当腰部突然过度前屈并向一侧旋转时，可使腰椎关节突关节间隙变大，滑膜进入关节间隙，直腰时将滑膜嵌住，发生急性腰痛。

(5)腰骶关节损伤　当腰骶关节在过伸时遭到牵拉致使其关节撕裂和半脱位，导致腰骶关节损伤。另外，腰骶部的发育异常，如隐性脊柱裂、腰椎骶化也是诱发因素。

5. 急性腰扭伤的 X 射线表现有哪些特点?

(1)损伤较轻者　X 射线平片无异常表现。

(2)损伤严重者　一般韧带损伤多无异常表现，或见腰生理前凸消失，棘上、棘间韧带断裂者侧位片表现棘突间距离增大。

6. 急性腰扭伤应该如何处理?

(1)卧床休息　对于外伤引起的急性腰扭伤应真正做到绝对卧床休息，使损伤完全恢复。对于疼痛严重者应该延长卧床时间。但若疼痛持续，需要排除是否存在椎间盘突出或脱出，有没有腰椎不稳或滑脱等情况。

(2)局部封闭　对急性疼痛的止痛能取得立竿见影的效果，但必须分清是浅位疼痛还是深位疼痛。

(3)理疗　在急性损伤的前 1 ~ 2 天应用冷疗法，减少损伤部位的出血及创伤反应，并能起到止痛作用。1 ~ 2 天后可用热疗等其他理疗，增加局部血液循环，缓解疼痛。

（4）先冷敷后热敷　冷敷可以减轻疼痛，使毛细血管收缩，减少肌肉筋膜组织出血。48 小时后可改为热敷，促进瘀血的吸收和血液循环。

（5）按摩及推拿　急性期不可盲目按揉，恢复期以轻柔的手法为宜。

（6）药物治疗　如非甾体抗炎药物、肌肉松弛剂、维生素及能量药物、镇静剂等，具体应用哪些药物，应咨询专业的医师。

7. 急性腰扭伤该如何预防?

（1）劳动前的准备工作　在劳动开始前适当活动腰背部，以减少意外的发生；对偶然参加体力劳动或剧烈运动者更应如此。

（2）掌握体育训练（锻炼）中的要领　任何一项运动项目均有其十分科学、合乎解剖生理要求的训练要领，并已经过实践反复修改，证明既可提高竞技能力，又可预防运动损伤，包括剧烈运动前的准备工作。因此，必须遵循该要领进行训练，切勿自行其是而引起损伤。

（3）动作要量力而行　对各项劳动与运动，每人均应根据个人的体能量力而行，切勿勉强，以防因发生意外而得不偿失。

（4）腰部保护　腰背部肌力较弱或进行活动强度较大的活动时，应预先用宽腰带将腰背部保护起来，以增加腰背部肌力，正如举重运动员或摔跤者要戴宽条状护腰一样。

（五）腰肌劳损

1. 什么是腰肌劳损?

腰肌劳损又称功能性腰痛、慢性下腰损伤、腰臀肌筋膜炎等,实为腰部肌肉及其附着点筋膜或骨膜的慢性损伤性炎症,是腰痛的常见原因之一。它是临床常见的疾病之一,多见于青壮年,腰部酸痛,缠绵不愈,阴雨天气或劳动后加重,常与职业和工作环境有一定关系。其日积月累,可使肌纤维变性,甚而少量撕裂,形成瘢痕、纤维索条或粘连,遗留长期慢性腰背痛。

2. 引起腰肌劳损的致病因素有哪些?好发于哪些人群?

(1)致病因素

1)急性腰扭伤未经及时合理的治疗,而形成慢性创伤性瘢痕及粘连,腰肌力量减弱出现疼痛。

2)治疗不及时、处理方法不当。

3)长期反复的过度腰部运动及过度负荷,如长时期坐位、久站或从弯腰位到直立位手持重物、抬物,均可使腰肌长期处于高张力状态,久而久之可导致慢性腰肌劳损。

4)慢性腰肌劳损与气候、环境条件也有一定关系,气温过低或湿度太大都可诱发或加重腰肌劳损。

(2)好发人群

1)经常进行体力劳动的人群。

2)伏案工作者、长期开车人士。

3)家庭主妇。

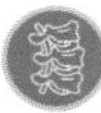

4）柔韧性差和肥胖人士。

3. 腰肌劳损有哪些症状?

腰部酸痛或胀痛，部分刺痛或灼痛。劳累时加重，休息时减轻；适当活动和经常改变体位时减轻，活动过度又加重。不能坚持弯腰工作。常被迫时时伸腰或用拳头捶击腰部以缓解疼痛。腰部有压痛点，多在骶棘肌处，髂嵴后部、骶骨后骶棘肌止点处或腰椎横突处。腰部外形及活动多无异常，也无明显腰肌痉挛，少数患者腰部活动稍受限。

4. 腰肌劳损该与哪些疾病进行鉴别?

（1）腰椎结核　有低热、盗汗、渐渐消瘦等全身性症状。血液检查红细胞沉降率（血沉）加快，X 射线检查可发现腰椎骨质被破坏，甚至发现脊椎旁腰大肌脓肿。

（2）腰椎间盘突出症　腰部活动受限，有典型的腰腿痛症状，同时伴有下肢放射性痛、皮肤感觉障碍等神经根受卡压的症状，直腿抬高试验及加强试验阳性。

（3）椎体骨折伤　患者有急性外伤病史，腰部疼痛剧烈，活动障碍，翻身活动严重受限。X 射线检查可发现椎体被压缩或附近有骨折的现象。

（4）椎体骨质增生　是常发生在中年之后的一种腰部慢性退行性疾病，临床上以腰背部酸痛、僵硬不灵活，晨起时较重，稍活动后减轻为特征，X 射线检查可见腰椎椎体边缘唇形变和关节边缘骨质增生形成骨赘。

5. 腰肌劳损该如何治疗?

(1)一般治疗

1)避免过劳、矫正不良体位。

2)适当功能锻炼,加强腰背肌锻炼,防止肌肉张力失调。

(2)药物治疗　主要为补益肝肾、活血化瘀的中成药,非甾体抗炎药。

(3)封闭疗法　有固定压痛点者,可用0.5%～1.0%利多卡因加曲安奈德作痛点或穴位封闭,效果良好。

(4)物理治疗　在医生指导下,选用适当的物理治疗也可以增强治疗效果。目前有较多的理疗方式,包括电磁、超声波、红外线、激光等,通过声、光、电、热等作用于人体,起到消炎镇痛的作用。

(5)中医外法　针灸、推拿、按摩等中医传统疗法以舒筋活血、通络祛痛。

6. 日常生活中该如何预防腰肌劳损?

(1)防止潮湿、寒冷、受凉　不要随意睡在潮湿的地方。根据气候的变化,随时增添衣服。出汗及淋雨之后,要及时更换湿衣或擦干身体。天冷时可用电热毯或睡热炕头。

(2)积极治疗急性腰扭伤　积极治疗的同时安心休息,防止演变成慢性。

(3)做好热身　体育运动或剧烈活动时,要做好热身活动。

(4)纠正不良的工作姿势　避免弯腰过久,或伏案过低、时间过长等。

(5)防止过劳　腰部作为人体运动的中心,过度劳累,必然造

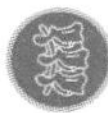

成损伤而出现腰痛，所以在各项工作或劳动中应注意有劳有逸。

(6)使用硬板软垫床　睡眠是人们生活的重要组成部分之一。床的合适与否直接影响人的健康，过软的床垫不能保持脊柱的正常生理曲度。

(7)注意减肥，控制体重　身体过于肥胖，必然给腰部带来额外负担，特别是中年人和产后妇女，都是易于发胖的人群，节制饮食、加强锻炼是必要的。

(8)保持正确的劳动姿势　比如背重物时，胸腰稍向前弯，髋膝稍屈，迈步要稳，步子不要大。

(六)第3腰椎横突综合征

1. 什么是第3腰椎横突综合征?

第3腰椎横突综合征是慢性腰痛中常见的一种病因，归属于腰肌劳损，多发于青年。以腰部慢性、间歇性的酸胀、疼痛、乏力为主，过劳、保持单一姿势过久和阴雨天局部症状明显加重，且第3腰椎横突的顶端有明显压痛，呈结节状或条索感。

2. 为什么受伤的总是第3腰椎而不是其他腰椎呢?

这就要从解剖角度来解释。

首先，第3腰椎位于腰椎生理前凸最突出的地方，上下缘呈水平，是腰椎前曲、后伸、左右侧弯和左右旋转活动的枢纽，其两侧横突端受牵拉的应力最大。其次，第3腰椎横突最长，所承受的杠杆力也最大，因此容易受损伤而引起该处附着肌肉撕裂、出血、瘢痕粘连、筋膜增厚挛缩，使神经血管束受摩擦、刺激和压迫而产生症状。

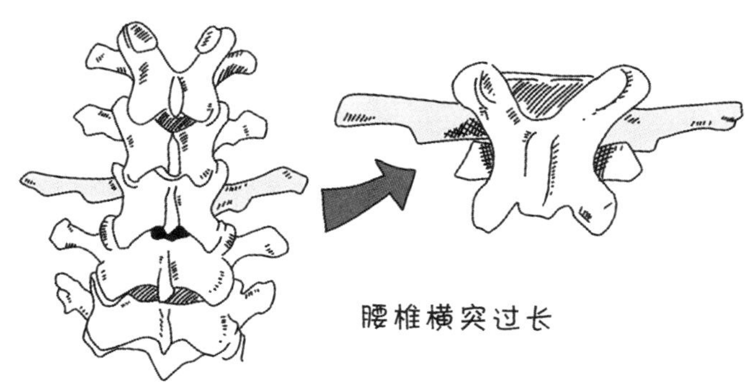

3. 第3腰椎横突综合征所致腰痛是如何产生的?

第3腰椎横突端附着有腰方肌、横突间肌、横突棘肌、骶棘肌、胸腰筋膜的深层、横突间韧带等大量肌肉、筋膜、韧带组织。腰部任何方向的运动,均使第3腰椎横突顶端承受反复的牵拉和磨动。

因此其致伤、劳损的机会比较多,反复损伤局部出血渗出,产生纤维变性或形成局部瘢痕和粘连,肌肉反射性痉挛,这些都会压迫和刺激神经而产生腰痛。

4. 第3腰椎横突综合征患者有什么症状和体征?

(1)症状　患者腰部两侧疼痛较多,疼痛程度、性质不一,晨起、劳累、弯腰时加重,久坐直起困难,活动后略减轻。疼痛多呈持续性。部分患者主诉疼痛向同侧棘突旁甚至臀部及下肢放射,但一般放射疼痛不过膝,重者不能仰卧、翻身走路困难,但咳嗽、打喷嚏等对疼痛无影响。

(2)体征　慢性腰痛时,腰部活动不受限;急性腰痛时,腰部活动明显受限,两侧腰肌保护性痉挛。第3腰椎横突顶端可有局限

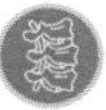

性压痛，部分患者可引起同侧下肢反射痛。压痛点可摸到1～2厘米的较硬纤维性结节（体胖者可能不明显）。

5. 第3腰椎横突综合征该如何诊断？

★多见于从事体力劳动的青壮年，男性多发，常诉有轻重不等的腰部外伤史或久坐史。

★主要症状为腰部疼痛，疼痛因人而异，有的疼痛非常剧烈，有的则为持续性钝痛。疼痛的性质一般是牵扯样的，也有呈酸痛状的。疼痛往往在久坐、久站或早晨起床以后加重。症状重者还可沿大腿向下放射，至膝以上，极少数病例疼痛可延及小腿的外侧，但并不因腹压增高（如咳嗽、打喷嚏等）而加重。

★于第3腰椎横突尖端有明显的局部压痛，定位固定，是本综合征的特点。有的病例可触及第3腰椎横突较长，其尖端处可触及活动的肌肉痉挛结节。

★X射线检查可能发现患侧第3腰椎横突肥大，但仅发现肥大者不能确诊为第3腰椎横突综合征，可作鉴别诊断之用。

6. 第3腰椎横突综合征与腰椎间盘突出症该如何鉴别？

临床上第3腰椎横突综合征被误诊为腰椎间盘突出症的并不少见。第3腰椎横突综合征在腰腿部疼痛、活动受限等方面与腰椎间盘突出症状相似。但是，第3腰椎横突综合征多为双侧第3腰椎横突部有明显压痛点，疼痛沿大腿向下放射至膝平面以上，弯腰及旋转时腰部疼痛加重，腰部活动受限尤以前屈、后伸明显。并且可在第3腰椎横突顶端有固定压痛并可能触及活动结节和条索状物，直腿抬高试验可能阳性，但加强试验阴性。腰椎X射线片可显示第3腰椎横突肥大,一般瘦长体形的人多发。

腰椎间盘突出症常发生于青、中年,部分老年人也可以发病。与其他原因引起的腰痛不一样的是,腰痛同时伴随一侧或双侧下肢放射痛,个别患者仅腰痛或腿痛。咳嗽、打喷嚏、排大便等动作会诱发疼痛加剧。病程过久还会出现小腿外侧、足背皮肤麻木,严重的时候可出现会阴区麻木、大小便失禁等瘫痪症状,直腿抬高试验及加强试验阳性。

7. 第3腰椎横突综合征该如何治疗?

(1)针灸疗法　针灸为该病常用的治疗方法,通过针灸的强刺激手法,可以改善该病出现的局部疼痛感。当细针深刺达病区,操作者应该捻针柄以提高针感。当患者出现酸、麻、胀等症状时,可留针15分钟左右。8次为一个疗程,一般仅需1~2个疗程病情可以得到缓解,但是仅适合于病情较轻的患者。

(2)热疗及理疗法　使用热毛巾或红外线理疗仪等设备,对局部进行加热。温热效应可以增加局部血液、淋巴循环,促进新陈代谢,以缓解疼痛。

(3)封闭疗法　封闭疗法是常用的治疗方法,使用药物注射到第3腰椎横突附近,以达到快速抗炎、消肿、止痛的作用。如果注射部位准确,注入药物后,弯腰、压痛点出现的疼痛感即可消失。

(4)手术治疗　如果上述保守疗法无效,对于反复发作或久治不愈者,可以通过手术切除横突尖、周围炎性组织。在手术的操作过程中,同时松解股外侧皮神经,即可缓解疼痛。

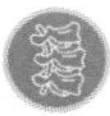

8. 日常生活中该如何预防第3腰椎横突综合征?

①对于腰部急慢性损伤,要及时检查治疗。②注意纠正不良姿势,包括坐姿、行走姿势、腰部用力方式等。③注意腰部保暖,及时增加衣物,避免疲劳。④减少腰部负重及其他重体力劳动。

（七）腰背肌筋膜炎

1. 什么是腰背肌筋膜炎?

腰背肌筋膜炎是指因寒冷、潮湿、慢性劳损而使腰背肌筋膜及肌组织发生水肿、渗出及纤维性变,而出现的一系列临床症状。主要表现为腰背部弥漫性钝痛,尤以两侧腰肌及髂嵴上方更为明显,同时多伴有发凉、皮肤麻木、肌肉痉挛和运动障碍等症状。腰背部肌筋膜炎的疼痛特点是:晨起痛,日间轻,傍晚又加重,长时间不活动或活动过度均可诱发疼痛,病程长,且由劳累及气候变化诱发。

2. 腰背肌筋膜炎的分类如何?

腰背肌筋膜炎分为急性期与慢性期,二者症状不同。

急性期腰部疼痛剧烈,有烧灼感,腰部活动时症状加重,局部压痛显著。急性发作后,少数患者症状完全消退,多数会遗留疼痛,或相隔数月、数年再次发作。

慢性期表现为腰部酸痛、肌肉僵硬、有沉重感,晨起或天气变化及受凉后症状加重,稍加活动可缓解,劳累后又加重。腰部压痛广泛,多无局限性压痛,腰部活动可正常,但活动时酸痛明显。

3. 什么原因可导致腰背肌筋膜炎?

（1）慢性劳损　如信息技术（IT）工作者、教师、会计等需伏案工作的人员，由于腰肌过度疲劳，引起其肌肉的痉挛，慢性拉伤，形成无菌性炎症、肿胀、硬结等，造成腰部肌肉疼痛。

（2）气候因素　患者在发病前常有暴露在寒冷和（或）潮湿空气的历史，故本病冬季发病较多。如夜间睡于寒冷、潮湿的环境中，次日即可发生腰背部疼痛。但相比之下，在寒冷和潮湿二者中衣着潮湿影响更大，它使人体散热加快。故本病患者对天气变化十分敏感，但气候影响的个体差异较大。

（3）感染　对于感染这一诱因有很多说法，比较具有代表性的是病毒感染，如流行性感冒、麻疹及鼻咽部炎症等，从而导致腰背部疼痛。

（4）脊柱病变　相关研究证明，本病与脊柱的骨与关节病变有明显关系，如较小的椎间盘突出、关节突关节的退行性病变、椎间韧带松弛引起的椎体失稳、骨质增生等，这些病变影响了神经根及椎旁神经，继而可出现软组织痉挛缺血反应，从而导致疼痛。

（5）外伤史　部分患者有程度不等的外伤史。肌肉、筋膜受损伤后，未及时治疗或治疗不彻底，留下隐患，迁延日久而致病。

（6）精神紧张　虽然紧张是精神集中的表现，一般为正常状态，但长期的慢性紧张在少数患者中可以转变为焦虑状态而引起疾病，此类患者对疼痛反应多较敏感且强烈，尤其多见于女性患者。疼痛使患者精神紧张，后者又促使肌肉张力增加，甚至痉挛，产生反射性深部疼痛过敏，呈现疼痛→痉挛→疼痛，形成恶性循环。

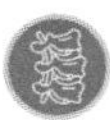

4. 腰背肌筋膜炎的临床表现有哪些?

本病多见于中年以上，女性显著多于男性，男女发病比例约为1∶4。

主要表现为背部肌肉及软组织处广泛性酸胀、疼痛，呈持续性，早晨疼痛较重，下午较轻，疼痛与天气变化及空气湿度有一定关系，多为遇寒冷、潮湿加重，少数遇热时疼痛也加重。腰背部常有负重感及麻木，腰部肌肉痉挛、僵硬，向一侧偏斜。疼痛的性质与发生时间变化甚不一致，有时为非持续性的钝痛，也可为突然的锐痛，发生的时间长短不一。一般来说，对疼痛越敏感，疼痛的放射区域越大，但并不符合周围神经或神经根的解剖分布。

5. 腰背肌筋膜炎的诊断要点有哪些?

①久坐及长期弯腰的人群，如IT工作者、会计、作家、搬运工人等。②腰背部广泛性、持续性酸胀、疼痛，晨起较重，下午较轻。③腰椎棘突旁、椎旁肌有广泛性压痛，无局限性压痛点，直腿抬高试验阴性。④X射线无诊断意义但有鉴别价值。⑤MRI检查有时在腰背部皮下可见水肿信号。

6. 腰背肌筋膜炎该如何治疗?

本病以非手术治疗为主。急性期患者症状通过1～2次治疗即可明显好转或症状完全消失，但患者如仍从事同一种性质、动作或姿势的工作（劳动），或继续保持原生活习惯、方式，或精神应激性反应强烈时，则易再发。

注意保暖，局部热敷，防止受凉。急性期注意休息，急性期后应做些轻柔活动；慢性期宜经常变换体位，使受累肌肉得到放松。活动开始得越早越好，可加快康复，解除忧郁、焦虑，保持愉快的心情，对本病的治疗康复具有重要意义。

（1）物理治疗　科学锻炼、物理按摩、透热疗法（红外线、超短波、微波等）是肌筋膜炎的基础治疗，对疼痛缓解有不错疗效，很多轻中度患者坚持理疗即可治愈。

（2）西药治疗　消炎镇痛、消肿解痉类药物能迅速减轻症状和提高生活质量，尤其对急性期患者疗效较好，常用的有芬必得、扶他林、西乐葆等。封闭治疗对很多痛点局限的患者也有较好效果，但要注意防止可能的并发症。

（3）中医药治疗　临床经验证实中药内服、外用热敷或外用膏药也能达到活血化瘀、温通经络和解痉镇痛的目的。按摩和手法治疗（揉、压、拨、拿、搓、叩等）也对很多患者有效。

（4）介入或手术治疗　对极少数临床上症状顽固，久治不愈的患者需介入或手术治疗。介入治疗属于微创治疗，其中超声引导下的小针刀或者射频等肌肉松解治疗效果不错，如果疗效还不佳则需开放手术切除病变组织。但肌筋膜炎常为多发性病变，手术只能解决一处症状，故应严格掌握手术指征。

7. 该如何预防腰背肌筋膜炎？

（1）保暖　注意气候变化，防止风寒湿邪侵袭。

（2）工作台面高低要合适　长期伏案工作者，建议垫高电脑显示器，使腰背部挺直，避免弓腰。

（3）工作劳逸结合　不要长时间保持一个姿势，不要过于劳累，应劳逸结合，坐 1 小时左右建议起来走动一下，舒展经络筋骨。

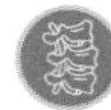

(4)合理锻炼　体育锻炼前应先做热身运动,强度要循序渐进,减少冲击性活动。

(5)做好防护　注意安全,避免外伤。在进行专业训练或强度较大运动时,要采取必要保护措施,如佩戴护腰带等。

三、肩部疾病

（一）肩周炎

1. 肩周炎为什么又叫作“五十肩”“漏肩风”“冻结肩”？

人到了50岁以后，如果出现肩关节周围疼痛和活动不便，如上举、后伸活动受限等，那么很可能得了肩周炎，因该病多发于50岁以上人群，故又称“五十肩”；因睡眠时肩部受凉引起而称“漏肩风”；因肩部活动受限形同冻结而称“冻结肩”。这种疾病女性的发病率高于男性。在中医属“痹症”范畴，一般认为，人过五旬，肾气、气血、阳气渐亏，人就很容易受凉，这样也容易发生肩周炎。另外，一些慢性的劳损也会引起肩周炎，即使是二三十岁的人，如果肩部的活动量大，也可能得肩周炎。“通则不痛，痛则不通”，故患者患病后肩部反复疼痛不已，并伴有功能障碍。

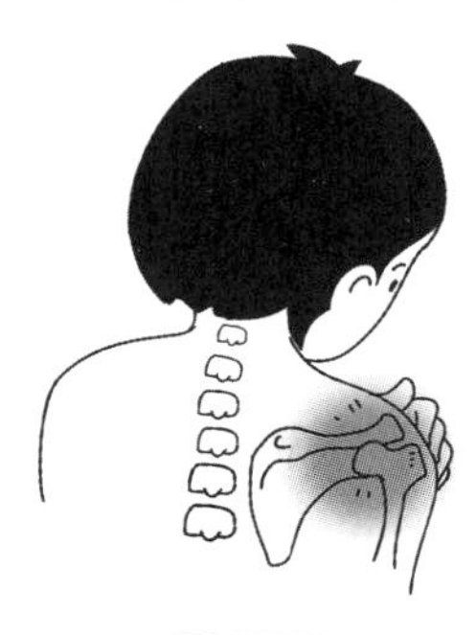

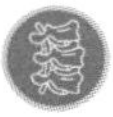

2. 肩关节周围疼痛就一定是肩周炎吗?

日常生活中,肩部是较易感受到不适的部位,很多人认为肩关节出现疼痛就是自己得了肩周炎。其实,临床上引起肩关节疼痛的原因比较多,在这里给大家介绍几种引起肩关节痛的常见疾病。

首先是肩周炎。肩周炎是肩关节痛的常见原因之一。肩周炎这种疾病的特点是肩关节疼痛以及肩关节活动受限,并且常常会出现夜间的肩关节痛。最开始出现的症状是肩关节后伸活动受限,会影响脱衣服,之后会出现上举受限,影响梳头等上举动作。

其次是颈椎病。其导致的肩关节痛往往位于肩胛骨的内侧稍偏下的部位。同时伴有颈肩部不舒服的感觉,或者是上肢的放射性疼痛和麻木。

再次是肩背肌筋膜炎,也可以称为肩背肌肉劳损。现在大多数年轻人都是久坐办公,经常伏案工作,长久以来就会使肩膀承受很大的压力。当保持一个姿势不动时,维持肩关节姿势的肌肉会劳损,并出现酸痛症状。

最后是肩袖损伤。肩袖损伤引起的疼痛在肩关节活动时比较明显。肩袖损伤也会引起肩关节的活动受限,但往往是主动活动受限,被动活动不受限,也就是说,自己举肩膀举不起来,但是别人帮你举就能举起来。其晚期会出现肩关节的粘连,这时肩关节被动活动也会出现受限。

3. 导致肩周炎的诱因是什么?

肩周炎作为一种发病率很高的疾病,其具体诱因有哪些呢?首先是岁数大了。人在 50 岁之后,随着肌肉力量下降,肩关节周围的滑囊、关节囊等组织发生退变，这是人体自然衰退的现象。其次是长期过度活动和姿势不良。工作的时候，固定在一个姿势，或者反反复复一个动作不休息，这些都容易导致肩周炎。再次就是患者肩关节长时间不活动，比如在肩部手术后，因为怕痛几个月一动也不敢动，造成关节囊的挛缩和关节粘连，从而引起肩周炎。最后是肩关节外伤。如肩膀被撞了一下，里面的肌肉出现损伤，没有重视及治疗，从而出现肩关节的粘连。这几种原因都是肩内因素造成的肩周炎。还有一点很重要，大家很容易忽视，那就是肩外因素，如颈椎病引发的肩部牵扯痛，如果长时间未进行有效的治疗，可造成肩部肌肉持续性痉挛，进而转变为真正的肩周炎。

4. 肩周炎典型的临床表现有哪些?

肩周炎的临床表现在早期主要是以疼痛为主，起初时肩部呈阵发性疼痛，多数为慢性发作且疼痛较轻微，随着疾病的进展，疼痛会逐渐加剧，常呈钝痛或刀割样痛，且为持续性。当气候变冷或劳累后，疼痛变得非常明显，甚至加重。当肩部偶然受到碰撞或牵拉时，常可引起撕裂样剧痛。肩关节夜间疼痛是本病的一大特点，很多患者因为疼痛睡不着觉。随着疾病的进一步发展，会出现肩关节向各个方向的活动受限，以外展、上举、内外旋较为明显。随着病情的发展，由于长期失用而引起关节囊及肩周软组织的粘连及肌力逐渐下降，这时患者梳头、穿衣、洗脸、叉腰等动作均难以完成，严重时肘关节功能也可受到影响，屈肘时手不能摸到同侧肩部，尤其在手臂后伸时不能完成屈肘动作。

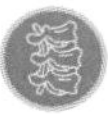

5. 肩周炎属于自限性疾病是不是就不用治疗了?

有人说,肩周炎不需要治疗,自己就能好。是不是这样呢?肩周炎指肩关节囊和关节周围软组织损伤、退变而引起的慢性无菌性炎症,并致关节内外粘连的一种疾病。以肩关节疼痛、运动功能障碍和肌肉萎缩为主要临床表现。肩周炎是一种自愈性疾病,不予特殊干预,随着疾病的正常演变,也会自愈,只不过愈合过程会很痛苦。相关研究表明,自愈时间最长可达 6 年,平均 21 个月。肩周炎患者早期症状为肩部疼痛、压痛、活动不便,有时夜间会疼醒,睡觉时不能压迫肩部。后期则表现为肩关节粘连,活动功能明显受限,不能背手、梳头、穿衣服、洗脸等,局部肌肉有僵硬、紧张或肌肉萎缩等现象。早期症状一般很少得到重视,很多患者因为怕痛而不敢多活动关节,以为忍忍就好了,久而久之导致肩关节各方向活动受限,严重影响生活,且伴有持续性疼痛不适。所以,当患者自检疑似为肩周炎时,千万不能拖,应尽快就医,以免症状加剧。及时进行适当治疗可缩短病程,预防肌力下降、持续活动度丧失等并发症。

6. 露肩装固然时尚,但对于肩关节健康是否可取?

肩周炎是以肩关节疼痛和活动受限为主要症状的常见疾病。本病好发于体力劳动者,女性发病率略高于男性。肩部受凉是肩周炎发病的常见原因,由于寒冷湿气侵袭机体,可引起肌肉组织和小血管收缩,组织的代谢减慢,时间长了则引起肌细胞的纤维样变性,肌肉收缩功能障碍而引发各种症状。露肩装作为一种时尚的女性服装,深受女性的热爱,但是,在寒冷的天气,穿着露肩装,风寒湿邪很容易侵袭肩关节,造成肩关节的疼痛。因此,露肩装固然时尚,只有在合适的天气情况下穿着,才不会损害我们身体的健康。

7. 肩周炎分为哪几个时期?

肩周炎一般分为 3 个时期。

(1)急性期　以急性疼痛为主,此期一般不会出现肩关节的活动障碍,持续 2 ~ 3 个月。初起为肩部酸楚、疼痛,压痛范围广泛,夜间加重,肩臂活动因疼痛而受限,局部喜温怕冷,疼痛可向背部扩散,关节自主活动受限,梳头、穿衣伸袖均感困难,偶尔因碰撞或活动而剧痛难忍。

(2)粘连期　这个时期最主要的表现是疼痛逐渐缓解,而肩关节由于周围软组织变性、挛缩,发生纤维性粘连性"冻肩",因而关节活动明显受限,比如前后运动或者左右运动都会受到限制。这个时期一般持续 4 ~12 个月。

(3)解冻期　一般是 6 个月。这时候有两种趋向:通过治疗,肩部疼痛消减,肩关节的挛缩与粘连逐渐解除,活动度恢复,最后恢复正常;部分患者未经有效治疗或怕痛不敢进行功能锻炼,致使肩关节周围肌肉萎缩,韧带挛缩、钙化,软组织广泛粘连,关节部分或完全"冻结",活动范围更小,甚至僵化,此时疼痛反而不明显。

8. 肩周炎患者通过暴力改善肩关节活动度的方法可取吗?

在得了肩周炎之后,肩关节的活动度训练非常重要,可以帮助患者恢复肩膀的活动,也可避免关节的僵硬。做这些牵伸锻炼的

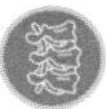

时候，一定要慢，要轻柔，在关节的活动末端作几秒的停留，然后慢慢松开，再重复这些牵伸动作。要避免在牵伸时有疼痛的感觉，一般来说做钟摆动作、在桌面上的滑动和仰卧自我外旋牵伸时，疼痛最轻也是最容易做的。如果在自我锻炼 7 ~ 10 天后，活动有改善，疼痛也减轻了，那么可以稍微增加些锻炼的幅度，在 1 周后再逐渐增加爬墙、仰卧前屈牵伸、手放后背内旋牵伸、仰卧外旋合并外展还有水平内收牵伸。切记千万不要通过暴力改善肩关节活动度，不仅不能改善肩关节的活动度，还易损伤肩关节周围的肌肉，造成肩关节周围疼痛的加剧，不利于疾病的恢复。

9. 中医治疗肩周炎有哪些特色的疗法？

中医治疗肩周炎以手法治疗为主，配合药物、练功及针灸等治疗。首先是手法治疗。常见的理筋手法有㨰法、揉法、拿捏法，可在肩前、肩后和肩外侧施行手法，并做牵拉、抖动和旋转活动；最后帮助患肢做外展、内收、前屈、后伸等动作，解除肌腱粘连，帮助活动功能恢复。对长期治疗无效、肩关节广泛粘连、活动功能障碍的患者可以运用扳动手法松解肩部粘连。其次是药物治疗，可根据肩周炎的分型而选取不同的方药。如风寒湿阻型治宜祛风散寒、舒筋通络，可内服独活寄生汤或三痹汤等。再次是练功活动，可协助患者做上肢外展、上举、内旋、外旋、前屈、后伸、环转等运动，但应该循序渐进，避免操之过急。最后是针灸治疗，取肩髃、肩髎、臂臑、巨骨等穴位进行针刺，也可根据“以痛为腧”，以痛点取穴进行治疗。

10. 得了肩周炎该如何进行日常功能锻炼?

肩周炎患者的锻炼非常关键。要注重关节的运动,可经常打太极拳、练太极剑,或在家里进行双臂悬吊,使用拉力器、哑铃以及双手摆动等运动,但要注意运动量,以免造成肩关节及其周围软组织的损伤。这里介绍几种日常功能锻炼方法。

(1)回旋运动　弯腰伸臂,做肩关节环转运动,动作由小到大,由慢到快。

(2)爬墙运动　面对墙壁,用双手或单手沿墙壁缓慢向上爬动,使上肢尽量高举,然后再缓缓向下回到原处,反复数次。

(3)背手对拉　双手向后,由健侧手拉住患侧腕部,渐渐向上拉动,反复进行。

(4)外旋锻炼　背靠墙而立,握拳屈肘,手臂外旋,尽量使拳背碰到墙壁,反复数次。

(5)双肩内收、外展运动　双手在颈后部交叉,肩关节尽量内收及外展,反复数次。

(6)前后摆动　患者站立弯腰位,做肩关节前屈、后伸运动,动作幅度由小到大,反复进行。见下图。

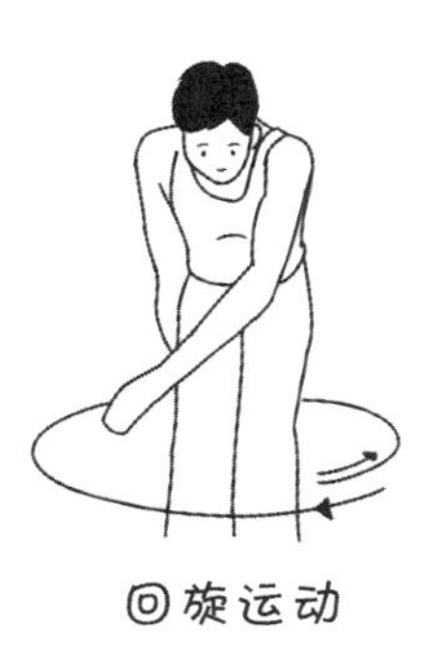
回旋运动

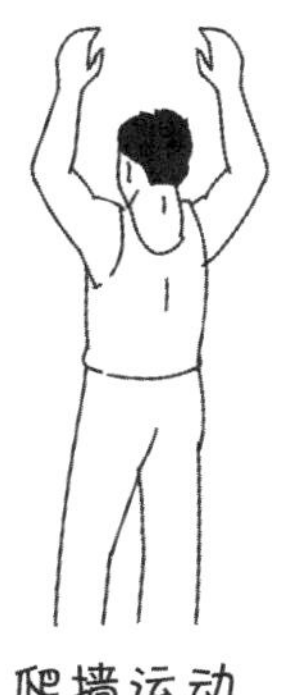
爬墙运动

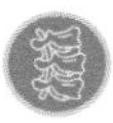

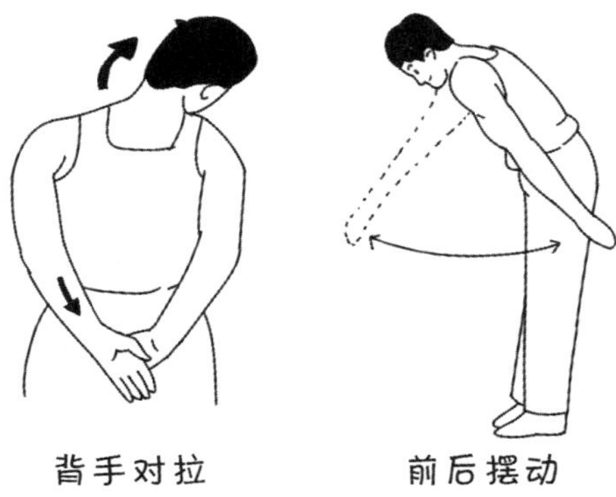

背手对拉　　前后摆动

（二）冈上肌肌腱炎

1. 什么是冈上肌肌腱炎？

冈上肌肌腱炎是劳损、轻微外伤或受寒后逐渐引起的肌腱退行性改变，属无菌性炎症，以疼痛、功能障碍为主要临床表现。冈上肌肌腱炎又称冈上肌综合征、外展综合征。冈上肌肌腱炎发生时，很多人会主诉肩关节活动时弹响、肩关节外侧疼痛、肩膀外展困难等，如果得不到及时的治疗，这种症状会进一步加重以及影响到肩肱节律。

冈上肌肌腱炎属中医“痹症”范畴，由感受风寒湿邪、劳损、外伤作用所致，引起气血凝滞、脉络痹阻，不通则痛。

2. 冈上肌有什么功能？

冈上肌的作用为固定肱骨头在肩盂中，并与三角肌协同作用，使上肢外展。冈上肌在肩关节肌群中是肩部力量集中的交叉点，受力于四方。肩关节做0°～15°外展活动主要靠冈上肌发力。由于它是形成肩袖最关键的部分，而肩袖对维持肩关节稳定是非常重要的结构。因此,冈上肌对肩关节的主动运动有特殊意义。

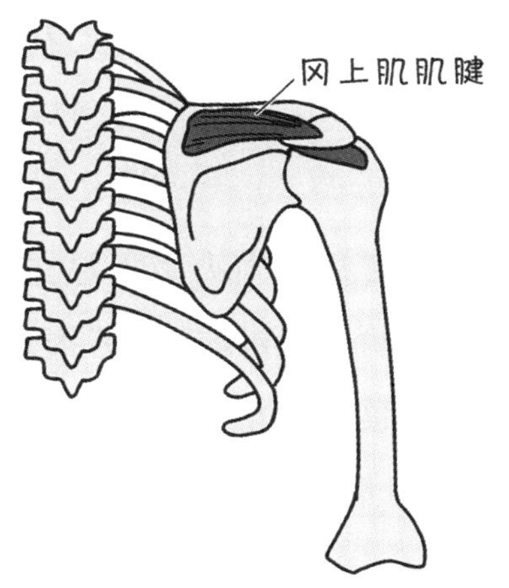

冈上肌是比较容易劳损的肌肉,尤其是在肩部外展时,冈上肌肌腱须穿过肩峰下面和肱骨头上面的狭小间隙,因受到喙肩韧带和肩峰的摩擦,容易造成挤压摩擦的损伤,而产生肌腱无菌性炎症。炎症发生后很容易使肌腱钙化而变脆弱。很多人肩部疼痛与活动度受限,主要就是与冈上肌此功能的缺失有关。若冈上肌瘫痪,就会比较容易出现肩关节脱臼。冈上肌被斜方肌和三角肌覆盖,其肌腱与冈下肌、肩胛下肌、小圆肌共同组成肩袖。

3. 冈上肌肌腱炎的临床症状有哪些?

(1)疼痛　以肩峰大结节处为主的疼痛,并可向颈、肩和上肢放射,肩外展时疼痛尤著。

(2)肩关节活动受限或僵硬　活动受限以肩关节外展至60°~120°时,可引起明显疼痛为主要特征。当大于或小于这一范围及肩关节其他活动不受限制,亦无疼痛,即疼痛弧试验阳性,这与肱二头肌肌腱炎和肩周炎明显不同。

(3)压痛或者弹响　在冈上肌抵止部的大结节处常有压痛,并随肱骨头的旋转而移动。

冈上肌常因摔跤、抬举重物或其他体力劳动,上肢突然猛烈外展而损伤或撕裂。冈上肌受肩胛上神经支配,该神经来自 C_5(第 5 颈椎)~C_6(第 6 颈椎)节段,当颈椎损伤、颈椎病波及该节段时,则

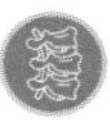

会引起冈上肌的放射性疼痛、酸麻胀感等症状。因此当有冈上肌损伤症状时，亦应考虑是否与颈椎病有关。

4. 冈上肌肌腱炎的病因有哪些？

自身肌肉力量不足，加上长时间的单一的活动方式，频繁的抬肩活动，导致冈上肌劳损。疲劳后冈上肌的弹性会变差，从而不停地刺激肌腱止点，因人体自身的保护性机制，会使肌腱附着点增生变厚，形成钙化点，从而导致冈上肌肌腱炎。

5. 冈上肌肌腱炎该如何诊断？

★好发于中青年及以上体力劳动者、家庭主妇、运动员，一般起病缓慢，常因轻微的外伤、受凉，或单一姿势工作、劳动而诱发本病。

★急性期或慢性肩痛急性发作者，肩部有剧烈的疼痛，肩部活动、用力、受寒时尤其加重。疼痛部位一般在肩外侧、大结节处，并可放射到三角肌止点。

★肩关节活动受限及压痛明显。当肩关节外展至60°～120°时，可引起明显疼痛而致活动受限。急性期可在大结节处有明显压痛。

★X 射线检查偶见冈上肌肌腱钙化、骨质疏松，为组织变性后的一种晚期变化。

6. 冈上肌肌腱炎应与哪些疾病鉴别？

（1）肩周炎　疼痛弧不仅限于中间范围，活动的整个运动幅度内均有疼痛及局部压痛。

(2)粘连性肩关节滑囊炎　活动开始时不痛,外展70°以上出现疼痛,超外展则疼痛明显加重。

(3)肩袖撕裂　多因投掷运动等外伤所致,肩前方疼痛伴大结节近侧或肩峰下区域压痛,主动外展困难,将患肢被动地外展上举到水平位后,不能主动地维持此种体位,或肩关节外展60°~120°时出现疼痛。

7. 中医对冈上肌肌腱炎有什么特色疗法?

肌腱炎俗称“脉窝风”,在中医属于“劳损”的范畴,患者会感到关节有不同程度的疼痛、麻木、僵硬、肿胀等症状,通常关节晨僵的感觉在起床后最为明显,而症状并不会随着活动增加而明显缓解。

(1)推拿手法治疗

1)拿法:先用拿法拿捏颈项部、肩部、上臂部,自上而下,疏松筋结。然后以颈项及肩部为重点,自上而下揉摩,以达舒筋活络的功效。

2)㨰法:于肩后施以㨰法(柔和),配合肩关节的外展、内收与内旋活动。

3)摇法:患者坐位,术者立于患侧,握住腕部按前—上—后—下划圈,范围由小变大,适量。大摇摆过程中,外展尽量在90°~120°之间,轻度上举。

4)牵抖法:患者坐位,术者双手握其腕部,在向下牵引同时,以臂用力均匀抖动3~5次。

(2)按摩手法治疗

1)第一步揉法:患者取坐位,患肩自然下垂并稍内收姿势

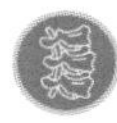

下，医者站在患者患侧用揉法放松肩部冈上肌，以舒通血脉、活血化瘀，或患者取俯卧位，医者站在患者患侧用按压、揉法放松肩背部冈上肌。

2）第二步弹拨法：患者取坐位，医者用手稍外展患者肩关节，一手托住肘上部，另一手在冈上肌处用大拇指弹拨以舒筋通络、剥离粘连，或患者取俯卧位，两上肢放松背后，医者用手弹拨冈上肌。

3）第三步拿擦法：医者站立在患者身后，两手提拿放松冈上肌，再用擦法放松冈上肌，以透热为度。

操作全过程时间一般为 15 ~20 分钟。

8. 日常生活中该如何预防冈上肌肌腱炎?

（1）让肌肉休息或更换运动项目　假使你因工作而发生冈上肌肌腱炎，不妨请假休息几天，以免疼痛持续。假若肌腱炎是由运动引发的，可以更换另一种运动。

（2）注意使用电脑时的姿势

1）键盘：打字时手肘应维持 90°，肩部自然放松下垂，靠在扶手上；手腕应靠在手腕休息板或其他支持的设备上，以避免肩部酸痛及手腕肌腱炎。

2）鼠标：鼠标应与键盘放在同一高度，并尽量靠近身体；移动鼠标时，应利用上臂肌肉带动前臂来移动鼠标，而不是只用手腕力量，以避免手腕肌腱炎。最好装置手肘支持架。

3）对于计算机工作者，每小时应休息 5 ~10 分钟，做一些简单的办公室伸展操，以避免因长期持续的肌肉收缩，造成肌肉疲劳疼痛或引发肌腱炎。

(3)注意日常饮食营养的补充　在饮食上应该多补充B族维生素,多吃些胡萝卜和动物肝脏等。

(三)肩袖损伤

1. 什么是肩袖?

肩袖是覆盖于肩关节前、上、后方之肩胛下肌、冈上肌、冈下肌、小圆肌等肌腱组织的总称。袖就是包裹的意思,简而言之这些肌腱组织起到稳定肩关节、带动肩关节活动的功能,就像我们的"衣袖",因此被称作"肩袖"。

2. 肩袖为什么会损伤?

肩关节是人体最为灵活的关节,日常生活中,我们上肢大多数的运动都需要肩关节协助完成。随着年纪的逐渐增大,肩关节有不同程度的骨质增生,肩袖在骨质增生处不停地摩擦,也不难理解它为什么会损伤。肩袖损伤的另外一个原因是外伤,有相当一部分患者是因为不经意的跌倒,肩关节着地,导致肩袖的损伤。

3. 肩袖损伤是不是肩周炎?

肩周炎多是由慢性劳损引起的一种无菌性炎症,肩袖损伤多是由肩关节周围的韧带受到牵拉引起的。一般来讲,肩周炎患者没有明确的外伤史,大部分情况下是由长时间保持一个姿势或者长时间重复某种动作以及受凉导致的肩关节周围软组织的无菌性炎症,同时伴有肩关节的活动受限(主要是后伸、外展受限比较明显)。而对于肩袖损伤,大部分患者都会有明显的外伤史,肩关节

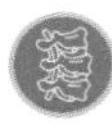

的活动范围比较小，向哪个方向活动都会明显受限。

肩周炎表现为肩关节的活动受限以及局部的肌肉萎缩，肩袖损伤表现为在一定的活动范围内有疼痛的情况。肩周炎的疼痛一开始可能是钝痛、夜间痛，随着病程的发展，疼痛越来越剧烈。

肩周炎寒冷、受凉之后加重，而肩袖损伤不受影响。肩袖损伤患者能在辅助下抬起肩关节，肩周炎患者则不行。肩周炎患者在别人的帮助下，胳膊也无法抬起，而肩袖损伤患者虽然自己无法抬起肩关节，但是在别人的帮助下是可以抬起来的。

4. 肩袖损伤有哪些症状？

（1）肩关节疼痛　是肩袖损伤的早期主要症状，在外伤或无明显原因下出现疼痛，初期呈间歇性，以夜间为甚，不能卧向患侧。疼痛分布在肩前方及三角肌区域。

（2）肩关节功能障碍　患肢不能上举或外展，上举无力，严重者有肩部不稳感。

（3）肌肉萎缩　发病时间长者可以出现冈上肌、冈下肌和三角肌萎缩。

5. 怎么确定自己是不是肩袖损伤？

（1）症状

1）疼痛：损伤较轻的患者起初疼痛不明显，随着时间推移逐渐明显，疼痛可逐渐剧烈。

2）活动障碍：肩袖损伤最常见的活动障碍为肩关节外展受限。部分患者在日常活动中感到不适，梳头、摸背、吃饭、穿衣等简单动作均可能受限。

3）无力：手臂抬不起来，提不起东西，或提比较轻的物体也感觉明显疼痛。

（2）影像学检查　主要是 MRI 检查，即磁共振成像检查，可帮助确定肌腱损伤的部位和严重程度，可以清晰地显示肩袖的部分撕裂，对诊断具有较高的价值。

如果医生怀疑肩袖损伤，则需进行磁共振检查。目前从临床上看，磁共振是诊断肩袖损伤较准确的方法，可以明确肩袖损伤的程度、肩袖撕裂的大小，然后采取最正规、合适的治疗方法治疗肩袖损伤。

6. 肩袖损伤是骨折吗？

常见的肩袖损伤是指肩袖的部位发生损伤，属于软组织损伤，不属于骨折。但是在某些严重的肩关节脱位、骨折患者中，可能会同时伴有肩袖损伤。

7. 肩袖损伤能治愈吗？

肩袖损伤是否复发一般需要根据损伤程度和个人康复情况决定。一般来说，肩袖损伤后通过积极治疗和标准化康复训练可以治愈，复发率很低。然而，治疗不彻底或疾病治愈后长期疲劳，肩关节受力不当等都可能导致肩袖损伤的复发。当肩袖撕裂时，情况严重，不容易愈合，并且容易反复发作。所以出现肩袖损伤时，需要规范治疗。

8. 肩袖损伤怎么治疗？

肩袖损伤不重的可以通过口服非甾体抗炎药或理疗来缓解疼

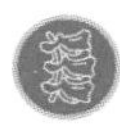

痛。但是如果保守治疗效果不理想，则建议手术治疗。当肩袖损伤较严重，除了疼痛还存在活动功能受限的情况，此时应首选手术治疗。此外，如通过检查发现肩袖为全层撕裂时，也应采用手术治疗。

（1）保守治疗　损伤的肌腱应得到充分的休息，并加强健侧肩部肌肉的锻炼。患者应避免做推压动作，而代之以牵拉活动。局部可使用膏药或理疗来治疗。疼痛较重的可口服非甾体抗炎药，如塞来昔布、依托考昔。

（2）手术治疗　如果损伤较重、肩袖完全撕裂，或经保守治疗3~6个月效果不好，需行手术治疗。随着关节镜技术的发展，肩袖损伤的手术治疗大部分为关节镜下微创治疗，效果较好。部分巨大撕裂者，可行小切口开放手术修补损伤的肩袖。

9. 肩袖撕裂不手术能治好吗？

肩袖撕裂后，不会自行愈合。无论是全层撕裂还是部分撕裂，撕裂有随时间延长而增大的可能。如果是全层撕裂，建议明确诊断后尽早手术。如果是很小的部分撕裂，可以先保守治疗，主要是消炎止痛等对症治疗。需要注意的是，采用保守治疗的目的是减轻疼痛、改善肩关节活动范围，并不能使肌腱完全愈合。

10. 肩袖撕裂后，使用理疗、针灸、按摩有效吗？

理疗、针灸和按摩并不能治疗肩袖撕裂。理疗也仅仅是一个辅助手段，可以减轻肩关节疼痛不适等症状。

11. 肩袖撕裂后，医生建议行手术治疗，但经过一段时间肩关节疼痛减轻且活动改善了，还需要手术治疗吗？

这种情况是完全有可能的。肩袖撕裂后可以有多种表现，在炎症静止期疼痛症状是可以改善的，但这并不是说肌腱愈合了。研究表明，手术治疗在缓解疼痛和改善功能方面具有更可靠的效果。但如果肩关节无明显疼痛，且功能也基本正常，也可以不做手术。

12. 如果肩袖撕裂不手术，症状会越来越重吗？

在陈旧撕裂的患者中，有些是没有症状的，撕裂有可能随时间延长而增大。有些患者症状比如疼痛和活动受限可能会加重。不手术的风险是如果撕裂变大，将来可能很难去修补，而且肩袖的肌肉也会萎缩，出现脂肪浸润。这样脂肪变的肩袖就不会像正常的肌肉一样收缩。这种肌腱的愈合能力很差，很难恢复力量。肩袖撕裂后出现脂肪浸润和萎缩的时间还不清楚，动物实验表明，在肌腱断裂后最快 3 ~6 个月内即可发生。

13. 肩袖损伤贴膏药能好吗？

治疗肩袖损伤的膏药，主要是活血化瘀的膏药，但单纯的外用膏药并不一定能够达到治疗效果，需要根据严重程度进行分析。肩袖损伤主要是肩关节周围软组织的损伤，与平时运动过度或者用力不当等有关，容易引发肩关节疼痛，甚至活动受限的症状。如果只是轻微的损伤，可以选择有活血化瘀作用的膏药促进恢复。

如果肩袖损伤的情况比较严重，已经出现局部结构的改变，通

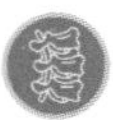

常需要通过手术的方法进行治疗，比如肩关节镜手术修复。早期制动休息，后期再循序渐进地进行功能锻炼。单纯的外用膏药并不能达到完全修复肩袖的效果。在肩袖损伤没有完全恢复之前注意休息，不要过多地活动肩关节，否则容易导致疼痛的症状加重，甚至有可能引起再次损伤。

14. 肩袖损伤后需要注意什么？

合理搭配膳食，保证营养充足；保持健康体重，适当运动，加强锻炼；避免长时间过度使用肩关节，如搬运重物或做运动时应注意间歇性休息等。保暖同样也很重要。

15. 肩袖损伤了还可以锻炼吗？

肩袖损伤分为3个主要阶段。

①急性期：通常是损伤发生后的48小时以内，可能出现红、肿、热、痛的现象。②亚急性期：是指在肿胀消退后，主动活动时伴随疼痛的这段时期。③慢性期：是指受伤之后的很长一段时间内，肩关节仍有疼痛或不适的现象。

下面一起来看看，在这几个阶段中如何进行康复吧！

急性期以缓解疼痛、控制炎症为主。①冰敷：在疼痛急性期或每次活动后，对疼痛的部位进行冰敷15分钟。②放松紧张疲劳组织：俯卧位，肩部放松，上肢放在体侧，操作者用手指关节推压患者肩袖肌群的前部及肌腹，以达到放松效果。③理疗：配合超声波进行治疗，可以达到消炎、镇痛的作用。

亚急性期疼痛缓解后，恢复主动关节活动度。①手画圈：站立位，自然弯腰状态下，手臂悬垂，以肩为中心用手臂画圈。②爬墙：

面对墙壁,做缓慢上举动作。

慢性期早期的康复训练,以提升肌力为主,配合动作模式训练、肩胛骨稳定性练习来增加整个肩关节的稳定性,恢复上肢功能。

四、肘腕部疾病

(一)肱骨外上髁炎

1. 什么是肱骨外上髁炎?

肱骨外上髁炎是以肱骨外上髁部局限性疼痛为主要表现,因急、慢性损伤而致的肱骨外上髁周围软组织的无菌性炎症,并以影响伸腕和前臂旋转功能为特征的慢性劳损性疾病。本病称谓较多,如肱桡关节滑囊炎、肱骨外上髁骨膜炎、肱骨外上髁综合征等,因在网球运动员中较常见,故又称网球肘。以右侧多见。本病属中医"筋伤"范畴,又称"肘劳"。

2. 肱骨外上髁炎的好发人群是哪些?

肱骨外上髁炎是一类临床常见的肘关节疾病,与长期重复性使用手、腕及肘部操作或劳动有关。运动员中多见于网球、羽毛球、乒乓球等运动员,其他人群如程序员、纺织工人、家庭主妇、厨师等也容易出现。其人群中发病率为1% ~3%,男性与女性的发病率相当,经常使用的那只手更容易发病,大部分人为右手,左撇子则左手好发,常见发病年龄为40 ~60 岁。

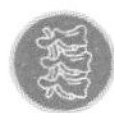

3. 发生肱骨外上髁炎的原因是什么?

肱骨外上髁炎的发生多为慢性劳损致肱骨外上髁处形成急、慢性炎症所引起。肱骨外上髁是前臂腕伸肌的起点,由于肘、腕关节的频繁活动,长期劳累,腕伸肌的起点反复受到牵拉刺激,引起部分撕裂和慢性炎症,出现局部滑膜增厚和滑囊炎等病理改变。亦有学者认为本病的病理机制是伸肌总腱处穿出的神经、血管受压所致。多见于从事前臂及腕部活动强度较大的劳作者,如砖瓦工、木工、网球运动员及家庭妇女等。

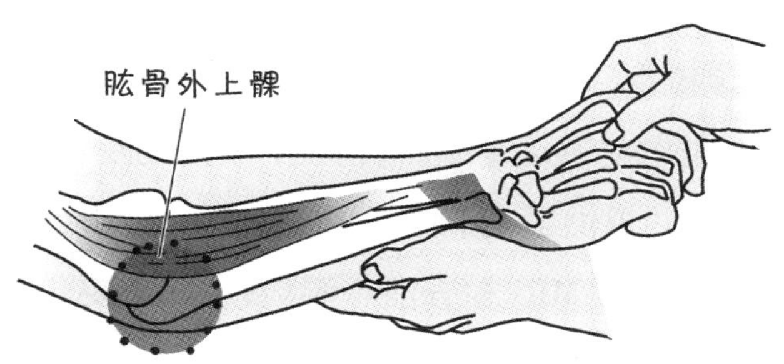

4. 肱骨外上髁炎有哪些常见表现?

肱骨外上髁炎发病缓慢,患者一般没有急性外伤史,常在多年的手部重复性劳动或活动之后,逐渐出现肘关节外侧酸痛感,并且逐渐加重,严重时患者感觉整个前臂都很痛。当手腕用力或屈伸、前臂旋转活动时疼痛可加重,最有特点的表现就是拧毛巾时疼痛明显,严重时握拳、洗衣服、梳头、扫地等都会有疼痛。在劳累或受凉后肘外侧疼痛可加重,休息后疼痛可缓解。自己按压肘外侧,也会有明显痛感。

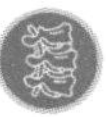

5. 诊断肱骨外上髁炎需要做哪些检查？

有手及腕部长久过度地做重复性活动病史，出现肘关节外侧不明原因疼痛，就需要考虑肱骨外上髁炎的可能。常用检查有肘关节彩超、X 射线平片及 MRI 检查。肘关节的正侧位 X 射线平片不能直接诊断肱骨外上髁炎，但可大体上评估肘关节情况，有无肘关节退化、肘关节炎肌腱钙化等。由于辐射影响，孕妇及婴幼儿不能行 X 射线检查。

肘关节的彩超可检查出肌腱结构的变化（如增厚、变薄、变性及撕裂等），是诊断肱骨外上髁炎较为有效的工具，且价格相对较低，可作为常规检查。检查时无特殊注意事项。

MRI 检查能较好显示软组织情况，可直观反映肘部肌腱情况，有无炎症等，并提供了关节内的更多信息。但由于价格相对较高，可作为辅助检查。MRI 检查注意事项较多，主要包含以下几方面：患者体内如有心脏起搏器、神经刺激器等电子设备，磁共振检查后可能会失灵；若患者体内有金属植入物（如义齿、节育环、支架、骨折内固定等），需先明确植入物的材质，评估患者是否可行磁共振检查。

6. 肱骨外上髁炎的诊查要点有哪些？

肱骨外上髁炎的起病缓慢，初起时在劳累或做某一动作时偶感肘外侧酸胀、疼痛，休息后缓解；随着病情的加重，做拧毛巾、扫地、端壶倒水等动作时疼痛加剧，前臂无力，甚至持物落地；日久转为持续性疼痛，可向上臂及前臂放射，影响肢体活动。

肱骨外上髁及肱桡关节间隙处有明显的压痛点，压痛可沿桡侧伸肌总腱方向扩散,肘关节伸屈活动无障碍,少数患者局部轻度红肿;腕伸肌紧张试验阳性。

X 射线检查多属阴性,偶见肱骨外上髁处骨质密度增高的钙化阴影或骨膜肥厚影像。若病变发生在肱骨内上髁,则为肱骨内上髁炎,肿痛和压痛在肘内侧,抗阻力屈腕时疼痛明显;若病变发生在尺骨鹰嘴,则为鹰嘴滑囊炎,肿痛和压痛在肘后侧,肘关节伸屈轻度受限。

7. 肱骨外上髁炎应该与哪些疾病进行鉴别?

(1)桡管综合征　痛点在由肱桡肌和桡侧腕长、短伸肌肌腹构成的可移动的软组织块的中点。患者主动伸指、伸腕运动的同时,检查者屈曲其中指会诱发疼痛,前臂抗阻力旋后可诱发症状。

(2)肱骨内上髁炎　特点为肱骨内上髁处的疼痛与压痛。前臂外旋、腕关节背伸时,被动伸直肘关节可引起局部疼痛加剧。

8. 肱骨外上髁炎有哪些治疗方法?

(1)理筋手法　用弹拨、分筋、屈伸、顶推等手法治疗,以达到缓解痉挛、活络止痛之目的。

(2)药物治疗　使用非甾体抗炎药,俗称“消炎止痛药”。由于长期服用易出现胃溃疡、胃出血等并发症,仅用于短期止痛治疗。

(3)针灸治疗　以痛点及周围取穴,隔日 1 次。或用梅花针叩打患处,再加拔火罐,3 ~4 天 1 次。亦可结合温针、电针治疗。

(4)封闭疗法　可用 1% 利多卡因 2 毫升加醋酸泼尼松龙 12.5 毫克做痛点封闭治疗。

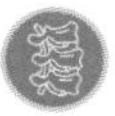

（5）物理疗法　可采用超短波、磁疗、蜡疗、光疗、离子透入疗法等，以减轻疼痛，促进炎症吸收。

9. 肱骨外上髁炎能治愈吗？

肱骨外上髁炎一般能治愈，约 90% 的患者通过限制活动、用药等治疗措施，能在 1 ~ 2 年内恢复，但是少部分患者会出现难治的持久性疼痛症状，需手术治疗。

10. 肱骨外上髁炎患者应该进行哪些康复训练？

（1）急性期康复训练　“网球肘”急性发作时期，可以通过冷敷减轻疼痛和炎症，持续 2 天。注意休息，伤侧肘关节暂时休息，避免产生疼痛以刺激炎症加重。但可进行其他部位的训练或全身练习。

（2）恢复期康复训练

1）痛点按揉训练：手臂放松置于桌面上，患侧掌心朝下（前臂旋前），用另一只手的拇指缓慢按揉肘关节外侧的痛点及周围软组织，达到放松效果。每个痛点按揉 30 ~ 60 秒，3 次/组，重复 2 ~ 3 组。按揉时出现酸胀感是正常现象，但需要注意勿用力过大造成剧烈疼痛。

2）伸腕肌群牵拉训练：患侧上肢前屈，肘关节伸直，手心向下。另一只手于患侧手背轻轻向下压，充分屈腕至最大位置，随后弯曲手指，有牵拉感后保持 30 秒。注意在牵拉时使肌肉有牵拉感即可，避免出现疼痛。此外，也可将手臂缓慢向外旋转，以获得更充分的牵拉感。此练习的目的为通过牵拉来放松经常被使用的伸腕肌群。

3）抗阻伸腕训练：取坐位，患侧肘关节屈曲，前臂置于桌面上，腕关节在桌面外侧，手心向下握住哑铃。向上较快进行伸腕动作，然后缓慢放下。15 次/组，重复 2～3 组，练习至肌肉有酸胀感为宜。

11. 肱骨外上髁炎患者在生活中要注意什么？

在日常生活中，建议肱骨外上髁炎患者肘关节休息制动，适度锻炼，需要避免引起肘外侧疼痛的动作。肘关节需要注意保暖，避免受凉。饮食注意荤素搭配，营养均衡，减少进食刺激性食物。不吸烟，不喝酒，每天保证足量的睡眠。对于运动员来说，如果确定“网球肘”与运动有关（包括打网球、羽毛球、乒乓球等），最好中止练习，待症状好转拟继续锻炼前需与教练商量，改进训练方法及调整运动器材，避免损伤性动作。

12. 得了肱骨外上髁炎是不是需要卧床休息？

不需要。

在急性期也只需要患侧肘关节的积极休息即可，其目的只是避免产生疼痛，其他部位和全身的练习依旧可以进行。若卧床休息，对于全身的循环系统功能以及患侧肌肉均有负面影响，并随时间的延长而增大。

13. 得了肱骨外上髁炎还能打球吗？

可以。

但需要注意避免引起疼痛或加重症状的动作。在恢复期进行康复训练的同时也可以逐步恢复训练。经历过系统的康复训练之

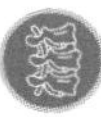

后，不仅可以消除已有症状，还可以预防新的问题出现，整体力量的增强对于打球的运动表现也是有益的。

14. 肱骨外上髁炎可以预防吗？怎么预防？

一般可以预防。

对于有长期过度重复性劳动的人群，尤其中老年人群，需注意劳逸结合，避免过度劳累。

平时注意不要长时间拎重物行走，一次洗衣服不宜过多。

平时不吸烟、不饮酒，营养饮食，每天进行30分钟左右的全身锻炼，主动活动上肢关节，增强肌力。

每天保证足量的睡眠，有助于防止本病的发生。

对于运动员，还需要注意训练时用正确的姿势及顺手的球拍，运动前充分热身，平时多锻炼前臂屈伸肌肉群力量，避免过度劳累，如有手臂不适，及时休息。

（二）桡骨小头半脱位

1. 什么是桡骨小头半脱位？

桡骨小头半脱位又称牵拉肘，是婴幼儿常见的肘部损伤之一。发病年龄1～4岁，其中2～3岁发病率最高，约占62.5%。本病男孩比女孩多见，左侧比右侧多。肘关节受到牵拉后回位时，环状韧带的上半部来不及退缩，卡压在肱桡关节内，称为桡骨小头半脱位。常在大人拎小儿上台阶或牵拉胳膊时出现。

2. 发生桡骨小头半脱位的原因是什么?

(1)桡骨头发育不全　婴幼儿桡骨头发育不全,呈椭圆状,偏外后侧较平。

(2)环状韧带薄弱　婴幼儿环状韧带薄弱松弛,在桡骨头回归原位时环状韧带不能及时退缩。

(3)牵拉　婴幼儿肌肉力量薄弱,有时极小力量即会导致脱位。

(4)缺钙　5 岁以下幼儿缺钙时桡骨头发育缓慢,更易患病。

3. 桡骨小头半脱位的临床表现有哪些?

桡骨小头半脱位时,患儿哭闹,肘部疼痛,肘部半屈曲,前臂中度旋前,不敢旋后和屈肘,不肯举起和活动患肢,桡骨头部位压痛。X 射线检查阴性,肱桡关系正常。

4. 桡骨小头半脱位该如何诊断?

★有肘关节牵拉史。如用双手牵拉幼儿腕部走路时,向上提拉患儿上肢使肘关节过伸;穿衣服时从袖口牵拉幼儿腕部等。

★受伤后患儿不愿上抬患肢,前臂不能旋后。

★肘关节多处于轻度屈曲位、前臂旋前下垂位。

★肘关节无肿胀、畸形,但桡骨头处有明显压痛。

★X 射线片无异常。

5. 家长该如何判断孩子是否桡骨小头半脱位?

①有牵拉病史;②小孩哭闹不止;③患手拒绝拿东西;④患手

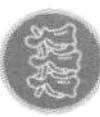

不能抬高过头顶。

6. 桡骨小头半脱位该如何治疗?

本病的治疗主要是依靠手法复位,正确的复位方法不用牵引,不恰当的牵引反而容易使复位失败。复位时不用麻醉,在肘关节从伸到屈的过程中旋转前臂,复位成功时可感觉到肱骨桡关节处的弹跳感。复位后肘部及前臂可活动自如,前臂上举无任何障碍,复位后用三角巾悬吊1周,无须石膏固定。复位后患儿停止哭闹,患肢能主动持物,可以屈伸肘关节并能上举过头顶,即可确定复位成功。

7. 家长该如何预防孩子发生桡骨小头半脱位?

①平时牵拉(提)小儿手部时,应同时牵拉衣袖。②防止小儿跌倒。③成人与小儿嬉闹时应注意方法,不能只牵(提)手。④穿衣服时应避免手部旋前位牵拉,应和衣袖同时拉扯。

若出现脱位表现,家长可自行复位,若不成功则应到医院就诊。避免反复脱位,形成习惯性脱位。

(三)腕管综合征

1. 什么是腕管综合征?

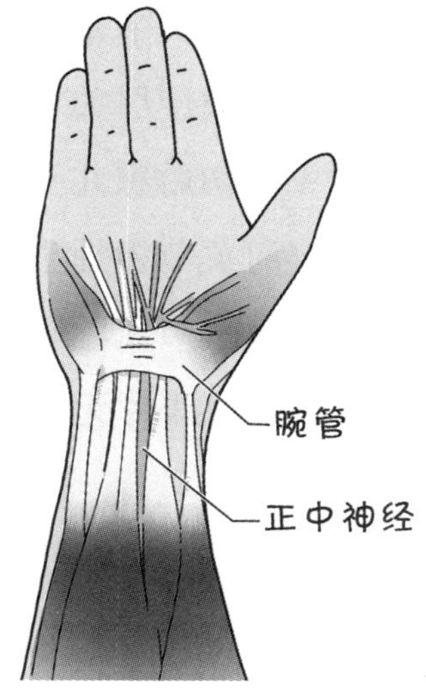

腕管综合征是指人体的正中神经在进入手掌部的途径中,受到压迫所产生的症候群。主要会导致示指和中指疼痛、麻木,以及拇指肌肉无力感。这种病症之所以成为一种日渐普遍的现代文明病，主要原因是现代人的生活方式急剧改变，愈来愈多的人每天长时间接触、使用电脑。这些“上网族”多数每天重复着在键盘上打字和移动鼠标，手腕关节因长期密集、反复和过度的活动，逐渐形成腕关节的麻痹和疼痛。

2. 腕管综合征好发人群有哪些？

腕管综合征是一种很常见的文明病，其发病主要和以手部动作为主的职业有关。键盘和鼠标是我们最常见的“腕管杀手”。随着“开车族”的日渐增多，方向盘也成为一大“腕管杀手”。

女职工是腕管综合征的最大受害者，其发病率比男职工高3倍，其中以30～60岁者居多。这是因为女职工腕管通常比男职工小，腕部正中神经容易受到压迫。此外，一些怀孕妇女，风湿性关节炎患者，糖尿病、高血压和甲状腺功能失调患者，也可能患上腕管综合征。

其他频繁使用双手的从业人员，如音乐家、教师、编辑、记者、建筑设计师、装配工等，都有可能遭遇腕管综合征的“毒手”。

3. 腕管综合征的主要症状有哪些？

（1）感觉异常　为最常见的症状。拇指、示指、中指和环指的桡侧伴有蚁爬感、麻木、胀痛，夜间或清晨明显；还常有难以形容的烧灼痛，并有肿胀与紧张感。

（2）手指麻木　桡侧三个半指异样感及麻木感，有时累及五指，开始为间歇性；患手活动不灵，执行精细动作时手感笨拙，甚至严重功能障碍。

（3）肌肉软弱　约44%患者有轻度拇短展肌的软弱，约21%

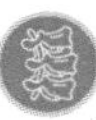

有严重拇短展肌、拇对掌肌萎缩。

（4）营养改变　拇指和示指严重发绀，指尖出现营养性溃疡，严重者坏死，间歇性发白和发绀。

4. 怎样诊断腕管综合征？

三个常用的特殊检查如下。

（1）屈腕试验（Phalen 征）　令患者腕自然下垂、掌屈、肘关节伸直，持续 1 分钟后引起神经支配区麻木即为阳性。阳性率约为 71%。

（2）腕部叩击试验（Tinel 征）　用指叩打患者腕部屈面或腕横韧带时，其桡侧的某个手指出现麻木即为阳性。阳性率约 94%。

（3）止血带试验　在患者患侧上臂缚一血压计的气囊，然后充气加压至收缩压以上，若在 1 分钟内出现桡侧的某手指麻木或疼痛为阳性。阳性率约为 70%。

以上为神经生理法则的治疗技术的共同点。

5. 腕管综合征如何保守治疗？

保守治疗适用于症状轻、病程短、全身情况不允许手术或不愿接受手术者，治疗方法包括口服药物、腕管内局部注射肾上腺皮质激素、中医药治疗、固定治疗、理疗等手段。

（1）口服药物　营养神经药物如甲钴胺、维生素 B_6 等，非甾体抗炎药如布洛芬、扶他林等。

（2）局部注射药物　可促进腕部肿胀的消散和吸收，加速血液循环，改善营养状况，防止软组织粘连、纤维化和骨化；消除或减轻腕部的炎症及疼痛，防止痉挛，有利于功能恢复。一般选用甲基泼尼松龙、曲安奈德等。

(3)中医药治疗　①中药外洗:八仙逍遥汤或者是海桐皮汤熏洗。外洗常用中药有海桐皮、透骨草、川芎、川椒、红花、威灵仙、防风、荆芥、苍术、黄柏等。②针灸治疗:针刺外关、阳溪、合谷、劳宫等穴位,留针 15 分钟,每日 1 次,或者是隔日 1 次。③理筋手法:局部按摩,但手法不能太重。

(4)固定治疗　是用外固定支具将腕关节固定于旋转中立位,此时腕管内压力最低,观察 1 ~2 周。如果症状缓解,可解除固定。支具佩戴时间一般不超过 2 周,否则可影响手功能。

6.腕管综合征如何手术治疗?

手术治疗适用于保守治疗无效或复发者,症状重尤其是电生理检查明显异常者,大鱼际肌有萎缩者以及正中神经分布区有明显感觉减退者。

(1)开放式直视手术　将腕横韧带切开或部分切开,同时行神经松解术或神经减压术,并对发现的病变作相应处理(如松解神经周围粘连,切除占位性病变,骨折、脱位的复位等)。该方法的优点是安全、较少出现医源性损伤、腕管减压充分、手术效果好,缺点是不够美观等。

(2)内镜腕管松解术　指在镜视下切断腕横韧带。该法手术简单、创伤小、外形相对美观,缺点是出现医源性损伤的可能相对较大,减压有时不够彻底。

7.腕管综合征能否自愈?

一般认为,腕管综合征是不能自愈的,腕管综合征的症状由腕

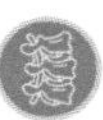

管韧带挤压腕管内组织引起，由于腕管部位的韧带坚韧，且组织强度致密，一般不可以自行扩张达到松解组织的目的。若休息一段时间症状能缓解，多因为局部组织的水肿、炎症缓解，减少了刺激。

（四）桡骨茎突狭窄性腱鞘炎

1. 什么是桡骨茎突狭窄性腱鞘炎？

桡骨茎突狭窄性腱鞘炎是指因腕及拇指经常用力过度或劳损，致拇长展肌腱与拇短伸肌腱在桡骨茎突部腱鞘因机械性摩擦而引起的慢性无菌性炎症，出现以桡骨茎突处肿胀、疼痛、活动受限为特点的病证。狭窄性腱鞘炎在手腕、手指、踝、趾等部位均可发生，但以桡骨茎突部最为多见。本病多发于腕部频繁活动者，好发于中年人，女性发病率较男性高，男女之比约为1∶6。

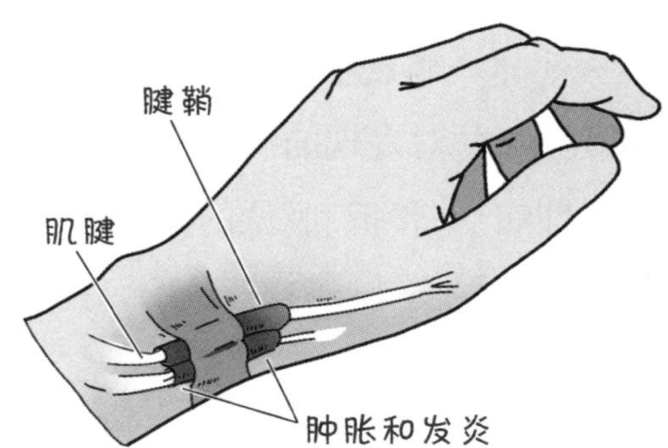

2. 哪些人容易得桡骨茎突狭窄性腱鞘炎？

在普通人群中，工作年龄（18～65岁）的成年人中桡骨茎突狭窄性腱鞘炎发病率约为女性1.3%和男性0.5%，发病高峰在40～

50 岁。典型的患者群体是新生儿的母亲,她们长时间进行怀抱婴儿或者哺乳动作。新手母亲或托儿所工作人员通常为双侧发病。该疾病与重复的手腕运动有关,特别是需要拇指外展和手腕桡偏的运动。高尔夫运动员、钢琴家、木工、办公室工作人员等,可能因长期过度使用腕部导致损伤。

3. 为什么该疾病又被称作“妈妈指”?

新手妈妈因为长时间的拥抱孩子及哺乳,使用手的频率急剧增加。当然,这只是其中的一个原因,还有一个重要的原因是在孕后期时,孕妈妈会分泌松弛素使关节韧带松弛,帮助生产,这种松弛素同样会让手腕肌肉和韧带变得松弛薄弱,受力变差。该激素对妈妈的影响持续到生产后 5 个月。因此在生产后,长时间地抱孩子及哺乳会使松弛的肌腱与伸肌支持带之间的摩擦增加,形成炎症。

4. 哪些原因可导致桡骨茎突狭窄性腱鞘炎?

(1)慢性劳损　在日常生活与生产劳动中,手腕部长期过度劳累可导致本病的发生,如家庭妇女、手工劳动者、文字誊写员等所从事的工作,腕部及拇指的频繁活动引起拇长展肌腱和拇短伸肌腱在共同的纤维性鞘管中的过度摩擦是导致本病的主要原因。

(2)寒湿侵袭　在寒湿等外因刺激下,肌肉痉挛,增加了肌腱的张力,肌腱与腱鞘间机械性摩擦力增强,早期发生充血、水肿、渗出等无菌性炎症反应,腱鞘因水肿受挤压而变细,两端增粗形成葫芦状,以致肌腱从腱鞘内通过变得困难,影响腕部的功能活动,可产生绞锁现象。迁延日久则发生慢性结缔组织增生、肥厚、粘连等

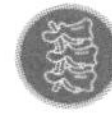

变化。由于腱鞘的增厚致使腱鞘狭窄，腱鞘与肌腱间亦可发生不同程度的粘连，活动障碍更为明显。

5. 桡骨茎突狭窄性腱鞘炎该如何诊断？

当具备以下症状及体征时可以初步诊断为桡骨茎突狭窄性腱鞘炎。

（1）症状

1）一般无明显外伤史，但有慢性劳损或受寒史。起病缓慢，早期仅感局部酸痛，腕部无力。

2）腕背桡骨茎突部疼痛，初起较轻，逐渐加重，可放射到肘部及拇指，严重时局部有酸胀感或烧灼感，遇寒冷刺激或拇指活动时疼痛加剧。

3）拇指活动无力，伸拇指或外展拇指活动受限，常突然处于某一位置不能活动，日久可引起大鱼际萎缩。

（2）体征

1）肿胀：桡骨茎突处轻度肿胀，可触及条索状筋结，质似软骨状。

2）压痛：桡骨茎突部明显压痛。

3）摩擦感：拇指做外展、背伸时，可触及桡骨茎突处有摩擦感。

4）特殊检查：握拳尺偏试验阳性。

6. 桡骨茎突狭窄性腱鞘炎该与哪些疾病进行鉴别？

（1）腕关节损伤　多有明显的外伤史，腕部疼痛、肿胀明显，甚至瘀血，腕关节活动受限，活动时疼痛加剧。

（2）腕舟骨骨折　有明显外伤史，腕桡侧深部疼痛，鼻烟窝部

肿胀及压痛，第1、2掌骨远端腕部叩击痛阳性，可通过X射线检查明确诊断。

7. 桡骨茎突狭窄性腱鞘炎该如何治疗?

（1）保守治疗

1）健康宣教：避免重复动作，将原有的重复动作模式打破，使用相应的替代动作，减少原有动作。如果患者是一名新手妈妈的话，应该更改抱孩子的方式，使用肩肘关节代替腕关节，减少抱孩子的时间。

2）口服非甾体抗炎药及腱鞘内注射药物：在急性期，因患者主诉疼痛，活动受限，可以使用非甾体抗炎药缓解相关症状。或采用腱鞘内注射药物的方法，在腱鞘内进行局部封闭治疗。

3）冰敷或热敷：当患者处于急性期，肿胀、疼痛明显的时候，可采用冰敷，减轻肿胀，降低痛阈。当急性期过后，可用毛巾热敷的方法减轻炎症反应，改善疼痛症状。

4）冲击波疗法：作用于人体组织产生机械作用、热作用和空化作用，使人体局部组织血流加速，血液循环改善。

5）使用支具：可以减轻桡骨茎突狭窄性腱鞘炎的疼痛，同时提高患者继续参与日常生活活动的能力。佩戴支具有助于防止拇指和手腕的剧烈运动，促进休息和恢复。

（2）手术治疗　以上方法治疗未见效果者，可行腱鞘松解术。在局部麻醉下纵行切开腕背韧带和腱鞘，解除对肌腱的卡压，为受压的肌腱释放更多的空间。

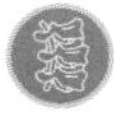

8. 日常生活中该如何预防桡骨茎突狭窄性腱鞘炎？

该病的发生与劳累损伤有关。骤然增加手及腕部的劳动强度会诱发该病。不正确的用手习惯，如抱小孩、一次大量洗衣服、织毛衣是常见诱发因素。预防应强调劳动量要适当，避免劳动量及强度的突然增加，日常生活中少用凉水，以减少刺激。

（五）腱鞘囊肿

1. 什么是腱鞘囊肿？

腱鞘囊肿是指发生于关节囊或腱鞘附近的一种内含胶冻状黏液的良性肿块，多为单房性，也可为多房性。与关节囊、韧带、腱鞘上的结缔组织因局部营养不良，发生退行性黏液性变性或局部慢性劳损有关。囊肿小时可无症状，大后可有酸胀感。治疗手段较多，但容易复发。本病属中医学"筋结""筋瘤"范畴。

2. 为什么会发生腱鞘囊肿？

腱鞘囊肿是发生在关节或腱鞘周围的半球状囊性而且有弹性的肿块，内含胶冻样物质。病因尚不清楚，好发于腕背及足背，可能与慢性外伤有一定关系。

腱鞘囊肿可以是由长期劳损、一些系统免疫疾病，甚至是感染引起。一些需要长期重复劳损关节的职业，如打字员、货物搬运员或需要长时间进行电脑操作的职业等，都会引发或加重此病，女性及糖尿病患者会较易患上此病。

3. 腱鞘囊肿有什么特征？

腱鞘囊肿以半球样隆起于皮下浅表处，柔软可推动，多发于腕部中央为主要临床特征。腕背或足背部缓慢发展的囊性肿物，呈圆球状，表面光滑，边界清楚，质软，有波动感，无明显自觉症状或有轻微酸痛。囊液充满时，囊壁变得坚硬，局部压痛。触摸时皮下饱满并有波动囊性感，伴有不适或疼痛，多为酸痛，可有一定的功能障碍。

4. 腱鞘囊肿该如何诊断？

（1）一般症状　腱鞘囊肿可发生于任何年龄，多见于青年和中年，女性多于男性。囊肿生长缓慢，圆形，直径一般不超过2厘米。也有突然发现者。少数可自行消退，也可复发。部分病例除局部肿物外，无自觉不适，有时有轻度压痛。多数病例有局部酸胀或不适，影响活动。

（2）局部体征　检查时可摸到外形光滑、边界清楚的圆形包块，表面皮肤可推动，无粘连。囊肿多数张力较大，肿块坚韧，少数柔软，但都有囊性感。囊肿的根基固定，几乎没有活动。彩超检查可帮助确定肿块的性质。

5. 腱鞘囊肿好发于哪些部位？

（1）手腕部　多发生于腕背侧，少数在掌侧。最好发的部位是指总伸肌腱桡侧的腕关节背侧关节囊处，其次是桡侧腕屈肌腱和拇长展肌腱之间。腕管内的屈指肌腱鞘亦可发生囊肿，压迫正中神经，诱发腕管综合征。少数腱鞘囊肿可发生在掌指关节以远的

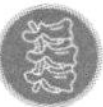

手指屈肌腱鞘上，米粒大小，硬如软骨。

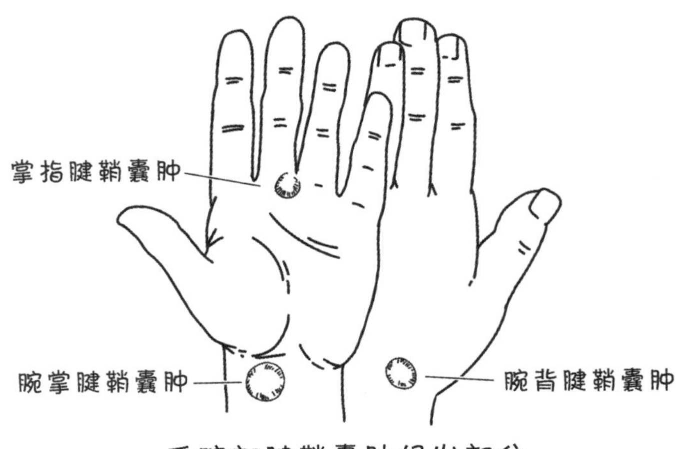

手腕部腱鞘囊肿好发部位

（2）足踝部　以足背腱鞘囊肿较多见，多起源于足背动脉外侧的趾长伸肌腱腱鞘。跗管内的腱鞘囊肿可压迫胫神经，是跗管综合征的原因之一。

6. 腱鞘囊肿可以自己“按”掉吗?

腱鞘囊肿可以通过挤压或捶击，使之破裂，逐渐自行吸收，但单靠揉压来完全消除囊肿的可能性并不大，因为囊肿壁仍存于其中，后期仍存在复发的可能。一些与关节腔相通的囊肿更是不容易被“按”破。

7. 腱鞘囊肿应该如何治疗?

少数腱鞘囊肿可自行消退，但也有部分患者经多种方法治疗后仍反复发作。

（1）非手术疗法　虽然腱鞘囊肿保守治疗复发率较高，但此类方法创伤最小，易于被患者接受，临床上可作为首选方法。可采用穿刺方法抽出囊液，然后加压按揉，或将囊液抽出后注入肾上腺皮质激素或透明质酸酶，局部加压包扎2天，有一定疗效。

（2）手术治疗　其他方法治疗无效时，可手术切除腱鞘囊肿。手术治疗时，需要将囊肿蒂连同其茎部的病变组织，以及周围部分正常的腱鞘切除。如此操作，可减少复发机会。术后应避免患病的关节剧烈活动，以防复发。

8. 日常生活中该如何预防腱鞘囊肿?

腱鞘囊肿好发于手腕部位，与手部的过度活动以及姿势不当密不可分。因而对于患处的活动，应严加控制，避免患肢过劳，定时放松手腕关节，以促进关节腔内的滑液平衡，亦有利于防治腱鞘囊肿。

日常饮食上应避免辛辣刺激性食物的摄入，以免刺激患处。同时多摄入一些新鲜蔬菜、水果以及优质蛋白质，有利于病情康复。

疾病缓解期可以适当做一些温和的手部运动，有利于缓解疼痛。比如简单的旋转手腕活动，转动手腕约2分钟，有利于活动腕部肌肉，促进血液循环，并纠正手腕弯曲的不当姿势。

五、髋部疾病

(一)股骨头坏死

1.什么是股骨头坏死?

股骨头坏死也被称为股骨头无菌性坏死或股骨头缺血性坏死,是由不同病因造成股骨头的活组织成分(骨组织的细胞、骨髓内细胞)缺乏血液供应而导致股骨头局部缺血而发生的坏死。就像咱们种的花草树木等,如果终止浇水或者营养供应,就会死亡。以儿童及青壮年多见,男性多于女性。

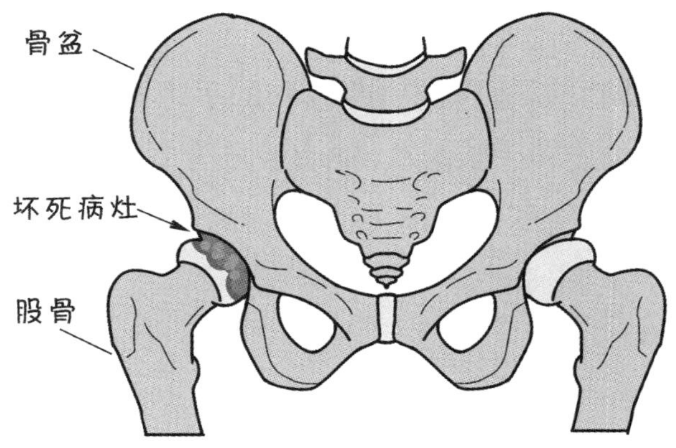

2.哪些因素容易导致股骨头坏死的发生?

任何疾病的致病因素大概可以分为外因和内因两种,所以股骨头坏死的原因也可以分为外因和内因两种。外因主要指创伤性的，与外伤有关；内因主要指非创伤性的，主要包括激素和酒精两种。

股骨头坏死的外因主要包括股骨颈骨折或髋关节脱位。股骨颈骨折或髋关节脱位导致股骨头血供破坏，故发生股骨头坏死。

高剂量皮质类固醇（糖皮质激素）应用和过量饮酒是股骨头坏死发生的最大、最直接相关危险因素，约占非创伤性股骨头坏死病例的80%以上。大量研究报告称，使用皮质类固醇导致股骨头坏死与药物持续时间和总剂量关系密切。长期、大剂量糖皮质激素治疗的患者似乎最有可能发生骨坏死；但是这些患者通常有多个其他危险因素。系统性红斑狼疮（SLE）患者中有3%～30%会出现股骨头坏死，最危险的是常规服用糖皮质激素大于20毫克/天的患者。大约31%的股骨头坏死与饮酒有关。过度饮酒是导致骨坏死的原因，被认为是过多的脂质形成和细胞内脂质沉积增加，导致血管堵塞或脂肪栓塞，进而发生骨细胞死亡和骨坏死。所以提醒大家一定不要贪杯哦！

3. 少量饮酒和少量服用激素是不是就不会得股骨头坏死？

上面已经说过，导致股骨头坏死的原因大致可以分为创伤性和非创伤性，在没有外伤的情况下，如果少量饮酒或者少量并合理地服用激素，一般不会导致股骨头坏死的发生。近年来的研究表明，激素、酒精是非创伤性股骨头坏死的主要致病因素，但目前对于酒精性股骨头坏死的机制、饮酒量多少致股骨头坏死尚不清楚。有研究显示，酒精性股骨头坏死的患者都有长期、大量饮酒史，且

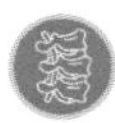

多数天天饮酒。从酒的类别来看，以低档白酒为多。据相关研究发现，使用激素者最早可以在3个月时发生股骨头坏死，而半年到一年是发病高峰，因此经常使用激素治疗患者的医生应逐步加深对激素性股骨头坏死的认识，定期让患者检查髋关节，一般可以先做个髋关节MRI，争取做到早诊断、早治疗。

4. 髋关节外伤一定会导致股骨头坏死吗?

髋关节外伤，例如股骨颈骨折或髋关节脱位有导致股骨头坏死的可能性，但是并不一定会导致股骨头坏死。髋关节外伤导致股骨头坏死的原因主要是供应股骨头的血管受损，如上支持带血管受损。这些血管受损后，股骨头会全部或部分失去血运，伤后血运阻断8小时后即可造成缺血性坏死。在有移位的股骨颈骨折中，骨坏死很早就可发生。股骨头坏死在股骨颈移位骨折的发生率为15%～35%，在无移位骨折的发生率为10%～20%。如果髋关节外伤没有导致供应股骨头血管受损，一般不会发生股骨头坏死。

5. 股骨头坏死的临床表现有哪些?

主要症状为患侧髋部疼痛，呈隐形钝痛，急性发作可出现剧痛，疼痛部位在腹股沟区，有时可伴有患侧膝关节内侧上方疼痛，站立或行走久时疼痛明显，休息时疼痛减轻或无疼痛。当病情进一步发展甚至会出现跛行，走路的时候一瘸一拐的。此时一般都到了该病的中期，甚至晚期。

6. 出现髋关节疼痛一定是股骨头坏死吗?

很多患者出现髋关节疼痛都会怀疑自己得了股骨头坏死,从而病急乱投医。其实并不是如此,很多疾病都会出现髋关节疼痛,例如髋关节滑膜炎、髋关节骨关节炎、类风湿关节炎等。髋关节滑膜炎也可以出现髋部压痛、“4”字试验阳性等表现,但是磁共振检查仅可见髋关节积液,并无坏死征象,可与股骨头坏死相鉴别。髋关节骨关节炎与股骨头坏死的主要鉴别点在于,早期在X射线片上可见关节间隙狭窄,但是股骨头无塌陷。类风湿关节炎先发生于小关节,后期累及大关节,依据红细胞沉降率(血沉)、C反应蛋白、类风湿相关检测等实验室检查结果可与股骨头坏死鉴别。另外,还有些疾病如骨髓水肿综合征、股骨头水肿、强直性脊柱炎累及髋部等亦可出现髋关节疼痛,但都与股骨头坏死不同。因此,当怀疑得了股骨头坏死时一定要到专业医师那里就诊。

7. 股骨头坏死的保髋治疗策略有哪些?该如何选择?

保髋治疗的目的是尽可能长时间地保存自身股骨头,同时结合患者年龄、活动能力、职业和生活方式,提高患者生活质量。主要治疗选择有非手术治疗和保髋手术。

(1)非手术治疗　主要应用于股骨头坏死早期患者。第一是保护性负重,使用双拐可以有效减少疼痛,但是不提倡使用轮椅。第二是药物治疗,应用非甾体抗炎药、低分子肝素、阿仑膦酸钠等有一定疗效,扩血管药物也有一定疗效。第三是中医治疗,以中医整体观为指导,遵循“动静结合、筋骨并重、内外兼治、医患合作”的基本原则,强调早期诊断、病证结合、早期规范治疗。对亚临床期

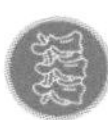

患者以活血化瘀为主，辅以祛痰化湿、补肾健骨等中药，具有促进坏死修复、预防或减轻塌陷的作用；对于塌陷前出现疼痛症状的股骨头坏死，在保护性负重基础上，应用活血化瘀、利水化湿中药能缓解疼痛，改善关节功能；对于塌陷后股骨头坏死，配合外科修复手术，能提高手术效果。第四是物理治疗，包括体外冲击波、高压氧、磁疗等，对缓解疼痛和促进骨质修复有益。

（2）保髋手术　主要包括髓芯减压术，各种形式的骨移植术、截骨术等。适用于早期股骨头坏死患者，如果方法得当，可避免或推迟行人工全髋关节置换术。

1）髓心减压术：较早地被应用于股骨头坏死保髋治疗，是一种微创手术技术，目前是治疗 Ficat Ⅰ期和 Steinberg Ⅰ/Ⅱ期股骨头坏死的金标准。该手术是在股骨头上钻孔以减轻压力并为新血管爬行创造通道以滋养患处。髓心减压术报道的成功率从 40% 到 100% 不等。具体取决于患者人群的选择。疾病分期越早的患者，髓心减压术的成功率越高。成功完成髓心减压术的患者通常会在几个月后恢复到无辅助行走状态，并且可以完全缓解疼痛。

2）骨移植术：目的是为骨坏死区域软骨下骨提供坚固支撑，增加受力强度，并改善股骨头的血液循环。目前骨移植的方法有非血管化自体腓骨移植、血管化自体腓骨移植、同种异体骨移植、纳米骨移植等，具体采用哪种方法的骨移植术，应咨询专业的骨关节科医师。

3）股骨近端截骨术：目的是将骨坏死部位从髋臼承重区域中清除，同时将重量重新分配，以降低髓内压，保持股骨头中的血液供应。截骨术的优点在于即使关节表面出现塌陷也能应用，且患者接受截骨术后的生活质量与全髋关节手术后相似。截骨术的缺点是不利于以后施行人工全髋关节置换术，会增加人工全髋关节置换术的手术时间、术中失血量和术后股骨干骨折的风险，因此目前临床已经很少应用。

8. 人工全髋关节假体材料有哪些？

人工全髋关节假体常用材料主要有金属材料、聚乙烯材料、陶瓷材料。临床广泛使用的由这三种材料制作的人工关节均有各自的优缺点，而患者对人工关节假体材料的选择，主要指的是摩擦界面的选择。

目前全髋关节置换假体的摩擦界面大致可以分为陶瓷头+陶瓷杯、陶瓷头+聚乙烯杯、金属头+聚乙烯杯。

（1）陶瓷头+陶瓷杯　主要优点是相对更耐磨。在陶瓷与陶瓷摩擦时，同样的负荷，磨损相对金属界面小得多，因磨损残留在关节腔内的微小颗粒也极其少，基本不会出现身体对磨损颗粒发生的排斥反应。但陶瓷比较脆，在剧烈活动或姿势不当的情况下，极少数有陶瓷破裂的风险。

（2）陶瓷头+聚乙烯杯　理论上来说要比金属头+聚乙烯杯界面更耐磨。目前关节置换手术中使用的陶瓷头坚固、耐划伤、超光滑的表面可以大大降低聚乙烯杯摩擦界面的磨损率。

（3）金属头+聚乙烯杯　应用历史较长，是比较经典的组合。一般在活动时不会出现异常的响声，也不会有碎裂等情况。但与陶瓷头+陶瓷杯界面及陶瓷头+聚乙烯杯界面比较，在相同负荷、时间下，磨损相对多一点。

人工全髋关节假体种类较多，设计在不断改进，材料也在不断改进。目前陶瓷头+聚乙烯杯界面的关节在临床应用比较多。

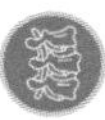

具体到每一位患者,应在主治医生的建议下,结合年龄、平时运动状况等因素综合考虑,选择合适的人工关节假体。

9. 假体一般使用年限有多长?

假体使用年限一直是患者关心、家属揪心、医生操心的问题。既往研究认为假体基本可以使用15~20年,只有极少数发生了严重并发症的患者,术后早期需要进行二次翻修手术。2020年,《柳叶刀》杂志汇集多个国家人工关节登记系统数据研究发现,有大约八成的人工髋关节使用超过了20年。随着人工材料设计和加工工艺的不断提高和完善、手术技术的不断革新,人工假体的使用年限会越来越长。能够影响关节假体使用年限的因素非常多,如患者的健康状况、体重、活动量、骨骼质量、臼杯和股骨柄的表面处理工艺、摩擦界面的耐磨特性、手术技术等。尽管体外实验可以预判某种假体的耐磨性能,但植入人体内的材料所处的复杂生理化学环境、力学环境都会影响假体的磨损速度。因此,很难准确判断假体在某位患者体内的使用年限。

10. 中医治疗股骨头坏死有哪些优势?

股骨头坏死是一种骨科难治性疾病,早期诊断、早期治疗是关键。中医治疗股骨头坏死优势众多,可以概括为以下4个方面。

(1)注重内外兼治,方法灵活巧妙　采用中药治疗股骨头坏死,可以把内治法与外治法结合起来。即采用内服药与外敷药相结合,内治是通过辨证选用不同的方剂或中成药内服起到活血化瘀、补肾壮骨、通络止痛的作用,促进坏死骨修复;外治则通过贴、敷、蒸、熏洗、透入等方式直达病所,起到事半功倍之效果。

(2)全身治疗和局部治疗相结合　这又是中药治疗的一个特点,它既可以全身用药,又可以局部治疗。全身用药作用于局部,局部治疗又利于全身,两者相互结合,从而取得更好的疗效。全身用药可以采用口服,而更新的剂型则可注射和静脉滴入;局部治疗除了中药贴敷、熏洗、透入,还可以采取针灸、火龙罐、葫芦灸等,达到全身治疗和局部治疗相辅相成,效果良好。

(3)剂型多种多样　中药应用灵活多样,其不仅有传统的丸、散、膏、丹,而且还有汤、水、溶液,更可以制成针剂、粉针剂等,通过不同途径用药。外用药更有百花齐放之势,如贴敷、熏洗、热罨包、封包等,可以应用于不同部位,达到治疗的目的。

(4)注重辨证治疗,有较强的针对性　中药治疗股骨头坏死贵在辨证,可以根据不同的病因,如外伤性、激素性、酒精性等,进行病因辨证用药;也可以根据不同病期,如早、中、后期,进行病期辨证用药。此外,还可以根据不同的病证进行辨证治疗。用药灵活,有针对性,可以取得好的疗效。

(二)弹响髋

1.什么是弹响髋?

弹响髋,也叫髂胫束摩擦综合征,是指髋关节在主动进行伸屈活动和行走时,出现听得见或感觉得到的弹响。当骨盆位置不正,或肌腱因过度使用导致髂胫束的后缘或臀大肌肌腱部的前缘增厚,增厚的组织在股骨大粗隆部前后滑动而发出弹响。其中大多数人只有弹响声,无明显疼痛,虽然无大碍,但会增加关节损伤的风险,极少数人尤其是舞者或运动员,会伴有疼痛或不适。随着

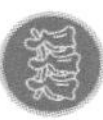

休息和活动减少，疼痛会逐渐缓解。

2. 弹响髋有什么表现？

（1）关节外弹响、不适　每当髋关节在做屈伸、内收，或内旋运动时，由于髂胫束的后缘或臀大肌肌腱前缘的增厚组织滑过大粗隆的突起部而发生弹响。同时可触及（瘦弱的人甚至可从体表见到）一条粗而紧的纤维在大粗隆上前后滑动。一般患者没有痛感，但始终自觉髋部不舒适。若伴有继发性滑囊炎时，可有局部疼痛。

（2）慢性下腰部疼痛　由于腰骶角的加大，腰部负重力线由前部的椎体向后移至关节突，容易造成腰骶后关节的慢性损伤。

（3）髂胫束挛缩试验阳性　患者侧卧位，患侧在上，将健侧髋膝关系屈曲抱于胸前；医生站在患者背后，一手固定骨盆，另一手握住患侧踝关节使膝关节屈曲90°，患髋先屈曲后外展再伸直，此时医生放手使其患肢自由坠落，如有髂胫束挛缩，则患肢被动维持在外展位，即为阳性。

3. 该如何诊断弹响髋？

弹响髋的诊断不难，检查时令患者作患侧髋关节的伸屈、内收或内旋活动，在大转子部听到弹响，同时摸到或看到索状物在大粗隆上滑移，就可确诊。但需与关节内弹响相鉴别。

4. 弹响髋该如何治疗？

弹响髋不伴疼痛时，一般不需治疗。对于伴有疼痛或对弹响有精神负担者，可采用休息、理疗、制动和皮质激素类药物局部封闭治疗。

针对关节内原因引起的弹响症状，建议去医院寻求骨科医生的帮助，少数情况下需要进行手术治疗。

5. 中医治疗弹响髋有哪些特色疗法？

弹响髋在中医上属于“筋伤”“痹症”范畴，治疗原则以舒筋解痉、滑利关节为主。

（1）常用穴位及部位　居髎、环跳、风市、阳陵、委中等穴，以及下腰部、臀部、股外侧部。

（2）常用手法　掌根按揉法、弹拨法、擦法，辅以热敷。

（3）操作方法　患者取俯卧位，医生立于患侧，先对腰骶段两侧骶棘肌施以掌根按揉法，以患侧为重点，并逐渐向患侧臀部过渡。从腰骶至臀部上下往返手法治疗 3 ~5 分钟，按揉委中穴 1 分钟。患者取侧卧位，患侧在上，从臀部起，经阔筋膜的外侧部、髂胫束而下用掌根按揉法至膝关节外侧，上下往返 5 ~8 分钟，并配合髋关节屈伸的被动运动。再沿髂胫束做自上而下往返弹拨法。按压居髎、环跳、风市、阳陵泉诸穴。患者取仰卧位，从髂前上棘、阔筋膜张肌起始部向下，经股前近端、股外侧至膝关节外侧用掌根按揉法，上下往返 5 ~8 分钟，并配合髋关节内、外旋转的被动运动。再弹拨髂前上棘的阔筋膜张肌和大粗隆处紧张的筋膜。最后在病患处施擦法，以热为度，并可在大粗隆处加以热敷。

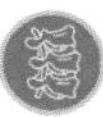

（三）梨状肌综合征

1. 什么是梨状肌综合征?

梨状肌综合征亦称坐骨神经出口综合征。指因梨状肌发生损伤、痉挛、变性以致坐骨神经的梨状孔出口狭窄，从而使通过该孔的坐骨神经和其他骶丛神经及臀部血管遭受牵拉、压迫并产生相应的临床症状。本病是引起干性坐骨神经痛常见的原因之一。

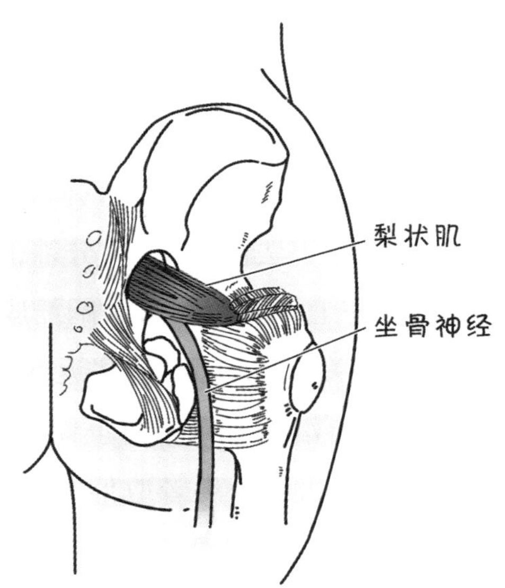

2. 哪些因素会导致梨状肌综合征的发生?

①梨状肌与坐骨神经的解剖关系密切，当梨状肌发生变异时，将导致坐骨神经受压迫或刺激而产生梨状肌综合征。②臀部的外伤出血、粘连、瘢痕形成。③注射药物亦会导致梨状肌变性、纤维挛缩。④髋臼后上部骨折移位，骨痂过大可使坐骨神经在梨状肌处受压。⑤髋关节过度内外旋或外展，或久站，感受风寒亦可

损伤梨状肌出现梨状肌综合征症状。

3. 梨状肌综合征有什么临床表现?

患者多有臀部外伤或受凉史,女性多见,最典型的症状为臀深部疼痛和坐骨神经支配区的放射痛,咳嗽、打喷嚏或腹压增加会加重疼痛;严重者,患肢不能伸直,自觉下肢短缩,步履跛行;病史较长者可伴有患肢肌肉萎缩。

4. 梨状肌综合征的体格检查有哪些?

(1)臀部压痛(触诊) 梨状肌深部压痛,可触及条索状或弥漫性肌束隆起。

(2)梨状肌紧张试验 患者仰卧位于检查床上,将患肢伸直,做内收、内旋动作,如坐骨神经有放射性疼痛,再迅速将患肢外展、外旋,疼痛随即缓解,即为梨状肌紧张试验阳性。

(3)直腿抬高试验 患肢在直腿抬高60°之内疼痛显著阳性,但抬高超过60°,损伤的梨状肌不再被拉长,疼痛反而减轻。

(4)FAIR试验 患者取侧卧位,面向检查者。检查者用一只手抓住患者脚踝,另一只手按压其臀部,在屈髋60°、屈膝90°时,内收、内旋髋关节,产生臀部疼痛及放射痛为阳性。

5. 梨状肌综合征该如何诊断?

患者出现臀腿部酸胀、疼痛、麻木的症状;梨状肌投影区(环跳穴附近)可触及索条状(纤维瘢痕)或块状物(骨痂);直腿抬高试验可呈阳性,但直腿抬高60°以上疼痛减轻;梨状肌紧张试验阳性,臀部压痛处神经刺激征阳性;X射线、CT或MRI检查排除结

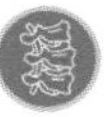

核、肿瘤、腰椎间盘突出症、腰椎管狭窄症等。

6. 梨状肌综合征应该与哪些疾病鉴别?

(1)腰椎间盘突出症　两种疾病的主要临床表现都可以出现坐骨神经疼痛,但腰椎椎间盘突出症同时多伴腰部的疼痛和压痛,行腰部叩击时多伴有坐骨神经的放射痛,而梨状肌综合征的压痛和叩击痛在臀部。同时腰椎间盘突出症在MRI片上可清楚显示突出的椎间盘压迫相应的硬膜囊缘及神经根袖影像,无梨状肌肿胀影像改变。

(2)蜂窝织炎及脓肿　MRI可以清楚分辨臀部肌肉的形态、边界及部分组织类型,通过不同的序列可以分辨出炎症水肿、脓肿及肉芽肿信号影像。

(3)肿瘤等占位性病变　MRI可以显示肿瘤内部的信号,鉴别肿块是占位还是炎症水肿。

7. 梨状肌综合征有哪些治疗手段?

(1)正骨理筋手法　使用按、揉、理筋等手法,发挥舒筋活血的作用,能够减轻肌肉的炎症性反应,解除梨状肌粘连性、条索状结节,使变硬的肌束得以松解、粘连得以分离、肌纤维得以理顺而恢复原来的舒缩功能。

(2)局部封闭治疗　局部封闭治疗效果明显,常用药物有曲安奈德、利多卡因、生理盐水。

(3)物理治疗　冲击波,中、低频治疗等可达到消炎止痛、促进血液淋巴循环、软化瘢痕并松解粘连的作用,且安全可靠。

(4)消炎镇痛类药物　非甾体抗炎药物可以有效缓解疼痛,临

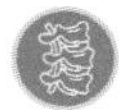

床中常联合其他疗法，如物理治疗、手法治疗等。

（5）中医外治　中药热罨包、中药封包、火龙罐、针灸等可起到舒筋通络、活血祛瘀、松解粘连、缓解疼痛的作用。

（6）手术治疗　如果是由移位的骨块或骨痂等骨性组织卡压坐骨神经引起的梨状肌综合征，手术是迅速解除卡压状态的一种有效手段。

8. 梨状肌综合征患者可以做什么功能锻炼？

当梨状肌疼痛、麻木症状缓解后，可适当进行梨状肌的力量训练，10 个/组，2 组/次，3 次/天。

（1）俯卧髋外旋　注意腿伸直，动作缓慢。

（2）侧卧髋外旋　身体侧卧下肢微屈，两腿分开，患腿悬空，髋关节做外旋动作。

（3）钟摆运动　膝关节绷直，将患侧下肢尽力后摆、收回，并与健肢并齐（切不可超过健肢前侧）做钟摆运动。

（4）弹力带辅助训练　两腿分开与肩同宽，微屈膝，弹力带放于腘窝上方，健侧腿固定不动，患侧腿做髋外旋动作。

（四）臀上皮神经卡压综合征

1. 什么是臀上皮神经卡压综合征？

臀上皮神经卡压综合征，也称作臀上皮神经损伤、臀上皮神经嵌压征、臀上皮神经炎等，是由于臀上皮神经在穿过髂嵴部位受到卡压、牵拉、磨损或感受风寒湿邪等所产生的腰臀部弥散性疼痛、感觉异常，以向臀部及大腿后外侧放射为特征的一种疾病。

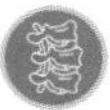

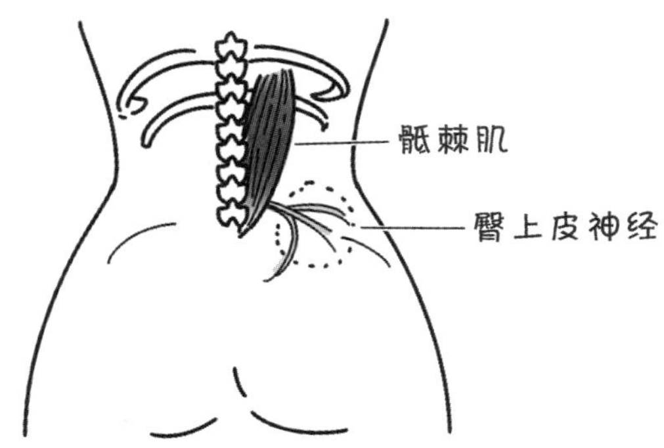

2. 臀上皮神经卡压综合征有哪些临床表现?

一侧或两侧腰臀部和大腿外上方呈弥散性刺痛、酸胀痛、撕裂样疼痛，疼痛可以放射到臀下方和大腿后外侧，少数可至小腿外侧及足背外侧，但绝大多数不超过膝关节平面。弯腰、转体、起坐或提腿等动作均可使疼痛加重，重者疼痛难忍，不能走路，起坐困难，或出现跛行。髂前上棘与髂后上棘连线中点下方约两横指处有明显压痛点。深部可触及条索状隆起，触压时患者感觉到酸胀、麻困甚至疼痛难忍，有时向臀和股后外侧放射。

3. 臀上皮神经卡压综合征该如何诊断?

（1）诱因　患者有急性腰背部损伤或慢性劳损，受风寒侵袭，或为肥胖妇女。

（2）症状　腰臀部弥散性痛，其性质可为钝痛、酸痛、刺痛、撕裂样痛，急性期疼痛较剧烈，可向大腿后外侧放射，但极少超过膝关节。

（3）查体　多数患者可检及固定的压痛点，其压痛点位于髂嵴中点下方约两横指处。患者虽有明显的腰腿痛症状，但无小腿皮肤感觉障碍，腱反射正常。

（4）检查　一般腰骶部影像学检查无特征性表现，彩超可见髂嵴周围软组织和肌纤维带增厚，可探及臀上神经卡压，红细胞沉降率（血沉）、抗链球菌溶血素“O”、肌电图等均无明显异常。

4. 为什么臀上皮神经会被卡压？

臀上皮神经穿行路上“路况复杂”，既要经过横突最长、最易运动损伤的第3腰椎横突，又要翻过高高的髂嵴，这些路段都有可能造成臀上皮神经的卡压。

第一，臀上皮神经由椎孔发出后沿第3腰椎横突背面走行并被纤维束固定，第3腰椎横突解剖结构特殊，它居全腰椎中心，是腰椎活动的轴心，并且横突长度最长、位置最深，其上附着的组织最易受伤，臀上皮神经行经此处极易受到牵拉发生损伤。

第二，重体力劳动、运动损伤等腰部不当活动或周围肌肉劳损都会使臀上皮神经受到牵拉，造成腰背肌筋膜及纤维组织的劳损，出现炎症水肿、纤维增厚、变性等，造成骨纤维管狭窄，卡压臀上皮神经或使该神经与髂嵴间的骨纤维管发生摩擦。

第三，腰背肌筋膜的深面有较丰富的脂肪，当臀上皮神经穿过脂肪团块或受较大的脂肪团块压迫时也容易造成卡压损伤。

第四，日常久坐造成腰背肌紧张也容易出现臀上皮神经的卡压或刺激，这在临床也比较常见。

5. 臀上皮神经卡压综合征该如何治疗？

解除神经所受刺激和压迫是解决臀上皮神经卡压综合征的关键点。常用的方法有局部封闭治疗，针灸、推拿、小针刀疗法等中医治疗，物理治疗以及运动疗法等。

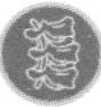

（1）局部封闭治疗　一方面可浸润麻醉，另一方面可抑制局部炎症反应，达到消肿镇痛、松解神经周围组织粘连的目的。但是局部封闭治疗可能没有解除神经遭受卡压的根本问题，因此远期疗效可能会受到影响。

（2）小针刀治疗　小针刀疗法可以切割、松解粘连的筋膜，降低筋膜表面的张力和腔内压力，改善神经受卡压的周围环境，改善局部微循环，促进炎症恢复，提高神经损伤的修复。又因为操作方法简便，因此在临床上比较常见。

（3）推拿治疗　可以缓解腰背部肌肉筋膜的张力，减轻局部粘连程度，促进血液循环及局部组织水肿和炎症的吸收。推拿治疗中的弹拨手法可以松解周围软组织的粘连，减少肌肉对神经的牵拉刺激，可扩大骨纤维管的容积，从而有利于被卡压的神经回归原位。除此之外，推拿还可以纠正脊柱关节错位，解除腰椎小关节嵌顿，从而解除对神经的刺激和压迫症状。

（4）物理治疗　中、低频脉冲电治疗可通过电刺激使受累肌肉产生节律性收缩，促进淋巴回流，缓解肌肉失用性萎缩，抑制肌肉纤维化，还可以松弛神经肌肉组织的紧张度，改善局部血液循环和消除神经纤维之间的水肿，达到消炎镇痛的目的。

（5）运动疗法　是重要的辅助手段。腰背部的康复功能训练可以加强和巩固治疗效果，增加腰背部肌力，改善腰腿功能，恢复和维持腰部正常的活动功能，还可以增加腰椎的稳定性，起到预防复发的作用。

六、膝关节疾病

(一)膝骨关节炎

1. 膝骨关节炎好发于哪些人群?

膝骨关节炎是指多种因素引起的关节软骨纤维化、皲裂、溃疡、脱失而导致的以关节疼痛为主要症状的退行性疾病。它包括原发性和继发性两类。原发性膝骨关节炎多发生于中老年人,尤其以绝经后女性为主,病因尚不明确,其发生与年龄、肥胖、炎症及遗传因素等有关;继发性膝骨关节炎多发生于青壮年,患者以前有过膝关节外伤、膝关节滑膜炎、关节不稳定,或者膝关节先天性疾病等,尤以外伤后膝骨关节炎为多见,此类患者多有明确的病因。

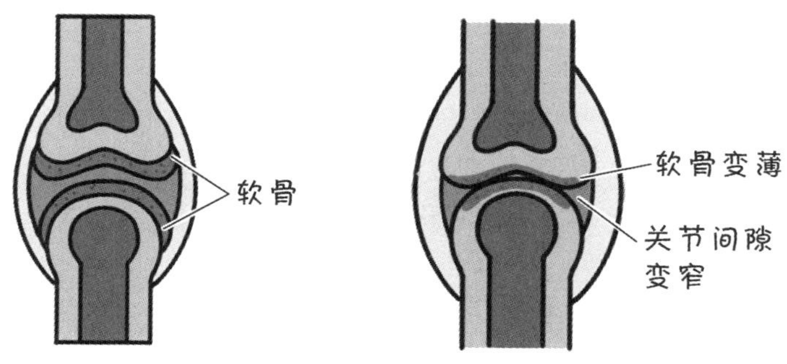

综上,膝骨关节炎好发人群为:①50 岁以上的中老年人,尤以

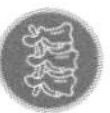

绝经后女性为主；②体重偏大、长期从事负重劳动者；③青中年时期有过高强度的负重运动锻炼者；④特殊工种例如长期从事山地作业者；⑤下肢发育畸形者；⑥具有膝关节骨折病史者；⑦膝关节进行过手术者。

2. 膝骨关节炎对患者有哪些危害？

膝骨关节炎的危害主要有膝关节疼痛、僵硬、活动受限，严重者会导致膝关节畸形甚至残疾。

（1）关节疼痛　该病早期，患者多在运动时发生膝关节疼痛，尤其以上下楼、蹲起时疼痛明显，稍作休息后这些疼痛可以缓解。疼痛还与天气变化有关，遇到变冷、下雨等天气变化时疼痛加重。随着病情的加重，膝骨关节炎的疼痛会逐渐加重，甚至在休息之后疼痛也无明显缓解。

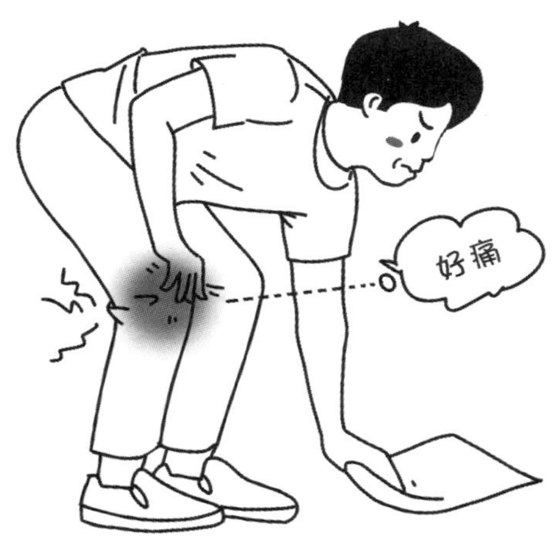

（2）关节僵硬　晨起时关节僵硬及发紧感，俗称晨僵，活动后可缓解。这种关节僵硬持续时间一般较短，常为几至十几分钟，极少超过 30 分钟；类风湿关节炎导致的晨僵常常超过 1 小时。

(3)关节活动受限　在膝骨关节炎的发病早期，患者由于活动后会出现膝关节疼痛，多不愿意活动膝关节，从而使膝关节长期不活动或者活动较少。随着病情的发展，疾病中期患者可出现行走时关节绞锁(膝关节在运动或行走的过程中，突然出现关节卡绊，关节不能正常的伸屈，这个时候往往需要通过改变体位或者姿势才能缓解关节卡绊的症状，使关节恢复活动能力)、关节周围的软组织粘连收缩，使膝关节长期保持一个较为固定的姿势，膝关节逐渐僵硬、活动受限。晚期关节活动受限加重，关节强直甚至完全不能行走。

(4)肌肉萎缩　膝关节疼痛和活动能力下降可以导致关节周围肌肉发生萎缩，从而造成关节力量减弱。

(5)病情严重者会导致膝关节畸形　膝骨关节炎的后期，在长期的疾病发生过程中，膝关节的骨骼、下肢力线、关节间隙和周围软组织结构发生了变化，从而出现关节的畸形。膝关节常见的畸形有膝关节屈曲挛缩畸形、内翻或外翻畸形、膝关节半脱位等。此时膝关节已经部分或完全丧失运动功能，关节畸形直接影响患者的外观和步态，进一步导致残疾。

3. 膝关节弹响是得了膝骨关节炎吗？需要治疗吗？

膝关节弹响不一定都是膝骨关节炎。我们要知道有哪些疾病可以引起膝关节弹响。①膝关节出现弹响但没有疼痛，也没有活动障碍，不需要过分紧张，大多数属于生理性弹响，没有临床意义。②膝骨关节炎：响声低钝而且频繁，响声发自膝关节，同时伴有膝关节肿胀，偶尔出现绞锁的情况。③髌骨关节紊乱：多见于支撑带挛缩及骨骼发育异常，常见症状为膝关节前面有弹响，声音清

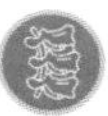

脆，而且频率较高。④半月板损伤：是病理性膝关节弹响最常见的原因。弹响主要出现在膝关节内外膝眼部位，声音清脆，而且发作频繁，有时还会出现膝关节绞锁，可以通过磁共振检查来明确诊断。

那么这些情况都需要治疗吗？答案是不一定都需要治疗。①有膝关节弹响但是没有疼痛，大多数是正常的生理情况，可以先观察。②如果弹响的同时伴有疼痛，建议到医院就诊，做膝关节X射线或者磁共振这些检查，明确弹响的原因，再进行有针对性的治疗；同时应该注意就诊前不要剧烈活动，不要反复揉搓刺激膝关节。③年轻的患者膝关节弹响，需要排除是否有先天性盘状半月板、半月板损伤或者游离体等疾病；老人家膝关节弹响，主要是考虑膝骨关节炎。在弹响的同时伴有绞锁或者疼痛症状，这种情况就需要治疗。

4. 反复膝关节疼痛、晨僵是不是得了膝骨关节炎？

临床常见的有反复膝关节疼痛和晨僵的疾病，除了膝骨关节炎外，还有类风湿关节炎。那么我们应该怎么鉴别它们呢？

（1）膝骨关节炎　近1个月内反复出现膝关节疼痛，疼痛部位固定，疼痛可出现在单膝，也可出现在双膝；晨僵时间少于30分钟，平时活动时有骨摩擦音或摩擦感（骨头磨骨头的感觉），并且常常伴有膝关节畸形；站立时拍摄X射线片显示膝关节间隙（股骨和胫骨之间的那条缝）变窄、软骨下骨硬化或囊性变、关节边缘骨赘（骨刺）形成；骨关节炎好发于年龄超过50岁的中老年患者。

（2）类风湿关节炎　本病多表现为多个关节的疼痛、僵硬，疼痛呈对称性、多发性；晨僵时间较长，常大于1小时，有时可持续数小时；病变常发生在小关节，易发生的关节有手、腕、足、踝及颞颌关节等，较少发生于大关节，比如肘、肩、颈椎、髋、膝关节等。

这两者可通过病史、类风湿因子检测及膝关节负重位 X 射线片明确鉴别。

5. 膝骨关节炎患者是不是都适合吃氨基葡萄糖？

骨关节炎是一种退行性疾病，主要是因为年龄的增大、劳动的损伤、关节畸形等因素引起的关节软骨的退化损伤。骨关节炎主要表现为关节肿胀、疼痛以及不同程度的活动功能障碍，严重时会导致患者活动功能丧失。氨基葡萄糖是天然存在于体内（尤其是关节软骨中）的氨基单糖，是一种小分子化合物，容易透过生物膜，对关节中软骨有很强的亲和力，并与关节中的蛋白多糖分子结合。氨基葡萄糖是关节软骨中合成蛋白聚糖所必需的物质，并且能抑制一些损害软骨的酶，可以保护软骨，调节代谢，具有抗炎镇痛、延缓骨关节炎病程的作用。那么膝骨关节炎的患者都适合服用氨基葡萄糖吗？显而易见，答案是否定的。现有的临床研究证实氨基葡萄糖治疗关节软骨尚未被完全破坏的膝骨关节炎部分患者有一定疗效，但是关节软骨磨损较重的患者口服氨基葡萄糖不能够明显减轻症状，因此口服氨基葡萄糖仅可用于轻中度膝骨关节炎的治疗，不适合用于治疗重度膝骨关节炎。另外，现有的有关氨基葡萄糖的临床研究虽然没有严重的不良反应的报道，但是有些潜在的不良反应仍需引起重视。首先，氨基葡萄糖是从贝壳类动物的甲壳素中提取出来的，对贝壳类过敏的人可能会出现过敏反应，因此对贝壳类或者氨基葡萄糖过敏的患者禁用，孕妇及哺乳期妇女禁用；其次，有文献报道氨基葡萄糖可影响糖代谢，导致胰

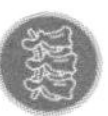

岛素抵抗，因此糖耐量降低的患者应慎用氨基葡萄糖；最后，严重肝肾功能不全者慎用。

6. 膝关节注射玻璃酸钠对所有膝骨关节炎患者都适合吗？

玻璃酸钠是关节腔内关节液的主要成分，是软骨基质的成分之一，在关节腔内起到润滑的作用，以此减少组织之间的摩擦，还有一定的弹性作用，减少对关节软骨的磨损，同时起到保护软骨的作用。关节腔内注入高分子量、高浓度、高黏弹性的玻璃酸钠，能明显改善发生在关节滑液组织的炎症反应，提高关节滑液中玻璃酸钠的含量，增强关节液的黏稠性和润滑功能，保护关节软骨，促进关节软骨的愈合与再生，以此达到缓解疼痛、改善关节活动能力的作用。既然玻璃酸钠有这么好的作用，是不是每个膝骨关节炎患者都可以关节腔注射玻璃酸钠？答案是否定的。关节腔注射玻璃酸钠是有严格的适应证、禁忌证与操作要求的，并不是每个患者都适合。它适合轻中度且无明显关节积液的膝骨关节炎患者。对本品中任何成分过敏者、关节内感染及重度膝骨关节炎者不可使用本品。膝骨关节炎合并有大量关节积液时，应先将积液抽出，再注入药物；同时关节腔注射玻璃酸钠时须严格按照无菌操作原则，避免引起关节腔内感染。

7. 膝骨关节炎患者适合练习太极拳吗？

太极拳是中国传统武术中的精华，练习太极拳可以强身健体。那练习太极拳是不是可以预防，甚至治疗膝骨关节炎呢？我们要知道太极拳的受力特点，练习太极拳时扎马步为基本动作，膝关节受力明显。人在站立时膝关节承受1倍体重的力量，而随着身体的逐渐下蹲，膝关节承受的力量逐渐增加，在膝关节屈曲至60°~90°的范围内时，髌骨与股骨（大腿骨）之间的关节（髌股关节）压力最大，瞬时最大压力可以达到体重的6倍。因此，练习太极拳对髌股关节的磨损最为严重，而膝骨关节炎可表现为单纯的内侧间室关节炎（主要为膝关节内侧疼痛）、外侧间室关节炎（主要为膝关节外侧疼痛）以及髌股关节炎（主要为蹲起及上下楼梯时膝前部疼痛），也可以表现为两者合并或者三者合并。

如果患者存在髌股关节炎，练习太极拳时势必会增大髌股关节的压力，进而加重膝关节疼痛的症状，对这类膝骨关节炎患者我们不建议通过打太极拳健身，可改为散步或游泳等运动方式。对于未合并髌股关节炎的膝骨关节炎患者，可以选择练习太极拳，但是下蹲的位置不要太低，练习时间不要过长，以防膝关节负担过重而加重膝关节疼痛症状。

8. 年轻人冬天一味追求美而忽略膝关节保暖，对膝关节危害大吗?

现在的年轻人冬天一味追求美而忽略下肢保暖，导致年龄还不是很大“老寒腿”就已缠身，膝盖怕凉，一冷就疼，一吹就肿。那么就有一个问题：腿这么长为什么偏偏膝关节最怕冷呢？正常来说，皮肤、肌肉和脂肪是骨外侧的三层保暖组织，但是膝关节“轻衣薄衫穿得少”，膝盖这个地方就是皮包骨头，一个人再胖也胖不到膝盖上，这里的肌肉和脂肪层非常薄，就像没有保温层的劣质大楼一样。所以，膝关节成为一个难以保暖的部位，耐寒能力差，需要格外保护。另外，由于长时间的寒冷刺激，下肢血管痉挛，膝关节

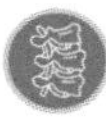

周围供血不足而导致缺氧，关节新陈代谢能力下降，抵抗力不足，更容易引发膝关节退变。此外，寒冷还刺激膝关节滑膜产生大量液体，表现为膝关节肿胀、疼痛，长期如此，会不断地腐蚀、破坏关节软骨，造成难以逆转的破坏。以上几个因素最终导致膝关节软骨的破坏，加速膝关节的老化，引起“老寒腿”。

因此，大家应该积极地做好膝关节的保暖，同时还可以规律做膝关节的肌肉锻炼以延缓膝关节退变，其中股四头肌的力量训练是目前最为经典和有效的膝关节锻炼方法。锻炼方法：坐在椅子上，两腿伸直，脚尖绷直保持 10 秒，然后脚尖翘起，坚持 10 秒，使小腿肌肉有紧张感，最后两腿放下完全放松。如此反复，每天上、下午各做 15 分钟，锻炼腿部肌肉，对于改善关节稳定性有明确的帮助。

9. 膝关节反复疼痛是不是由骨刺导致的？需要把骨刺去掉吗？

骨刺，医学上称为骨赘，即人们常说的骨质增生，是人体骨骼老化、退变的标志。增生的骨赘通常位于骨骼两端及四周，在 X 射线片上则表现为基底宽、尖端细的粗刺形状，像钉子或竹刺一样扎入软组织内，为方便描述便称之为骨刺，却容易被误解为关节疼痛是骨刺扎的。那么人为什么会长骨刺呢？中老年人常有不同程度的骨质疏松，骨骼的强度和硬度会有所下降，对于支撑人体、负重和活动功能是不利的，因此人体便自动进行代偿，用骨骼数量的增多来弥补质量的下降，在靠近关节处就会有少量的骨质增生；同时由于长期磨损，关节软骨逐渐老化，发生了裂缝甚至是脱落，软骨下骨受到刺激后，骨质也会进行代偿性增生、修复，以重新达到生

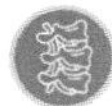

物力学的平衡。所以,从这个意义上来说骨刺也是对人有益的。

那么关节疼痛究竟是不是骨刺扎的呢?人过30岁都会开始长骨刺,50岁以上骨刺的发生率为98%,70岁以上几乎为100%,但是其中有疼痛症状需要治疗的仅占1/8左右。在临床上我们常可看到有的人骨刺长得很大,甚至大得吓人,却毫无疼痛症状,有的人骨刺虽小却痛得厉害;或当膝骨关节炎治愈,疼痛消失后,拍片子复查发现骨刺跟治疗前一样。显然,如果关节疼痛是骨刺扎的,这些现象就无法解释了。

那么究竟是什么引起了膝关节的疼痛呢?分析了众多病例,我们得出膝骨关节炎关节疼痛的病因可能是老化、损伤、肥胖、内分泌紊乱、骨细胞代谢异常、神经营养障碍、关节周围肌肉痉挛及关节局部血液循环障碍等,其中老化是最大的危险因子,其次是损伤和肥胖。手和膝关节受过外伤的人骨关节炎的发生率约是没有受过外伤者的4.2倍和3.4倍;肥胖会增加膝关节的受力,肥胖者患膝骨关节炎的概率约为64.5%,而体重正常者仅约为34.9%。究其原因是长期慢性压力刺激,使关节软骨老化甚至脱落,软骨下骨组织暴露出来,造成骨骼内的神经末梢受到压力和关节液里炎性物质的刺激,或由于长期慢性压力的刺激,在骨刺周围发生了无菌性炎症而导致疼痛等症状,这就是骨关节炎发病的“炎性病因学说”。它不仅解释了正常人虽有骨刺却没有疼痛症状的原因,也为药物治疗膝骨关节炎奠定了理论基础。所以,缓解骨关节炎疼痛的关键在于消除局部产生的炎症及水肿,而不在于去除骨刺,相反去除骨刺会导致增生加快,可能会刺激产生新的疼痛。

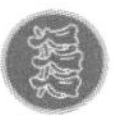

10. 膝骨关节炎初期阶段有哪些治疗方法?

膝骨关节炎初期阶段治疗原则是以基础治疗为主,药物治疗为辅。

基础治疗对病变程度不重、症状较轻的膝骨关节炎患者是首选的治疗方式。主要包括以下几个方面。

(1)健康教育　根据患者每日活动情况,建议患者改变不良的生活及工作习惯,避免长时间跑、跳、蹲等,同时减少或避免爬楼梯、爬山等。嘱患者减轻体重,不但可以改善关节功能,而且可减轻关节疼痛。

(2)运动治疗　在医生的指导下选择正确的运动方式,制订适合每个患者的运动方案,从而达到减轻疼痛、改善和维持关节功能、保持关节活动度、减慢疾病发展的目的。常用锻炼方法如下。

1)低强度有氧运动:采用正确合理的有氧运动方式可以改善关节功能,缓解疼痛。

2)关节周围肌肉力量训练:加强关节周围肌肉力量,既可改善关节稳定性,又可促进局部血液循环,但应注重关节活动度及平衡感觉的锻炼。常用方法:①股四头肌等长收缩训练;②直腿抬高加强股四头肌训练;③臀部肌肉训练;④静蹲训练;⑤抗阻力训练。

3)关节功能训练:主要指膝关节在不负重时的屈伸活动,以保持关节最大活动度。常用方法:①关节被动活动;②牵拉;③关节助力运动和主动运动。

(3)物理治疗　主要是通过促进局部血液循环、减轻炎症反应,达到减轻关节疼痛的目的。常用方法:水疗、冷疗、热疗、经皮神经电刺激、按摩等。

(4)行动辅助　通过减少膝关节负重来减轻疼痛。患者必要时应在医生指导下选择合适的行动辅助器械，如拐杖、助行器、关节支具等，也可选择平底、厚实、柔软、宽松的鞋具辅助行走。

药物治疗在此时期为辅助作用，主要包括西医治疗和中医治疗。西医治疗以口服或者外用非甾体抗炎药为主，视患者情况选择；中医治疗包括口服中药、口服中成药、中药外用、针灸、针刀、艾灸、中药塌渍、中药封包等。

11. 膝骨关节炎早期阶段有哪些治疗方法?

膝骨关节炎早期阶段表现：走路或活动后，出现膝关节僵硬、疼痛和不适症状，休息后可能缓解。治疗原则是以药物治疗为主，辅以基础治疗。

药物治疗包括西医治疗和中医治疗。

(1)西医治疗

1)非甾体抗炎药：是膝骨关节炎患者缓解疼痛、改善关节功能最常用的药物，包括局部外用药物和全身应用药物。①局部外用药物：在使用口服非甾体抗炎药前，建议先选择局部外用药物，尤其是老年人，可使用各种非甾体抗炎药的凝胶贴膏、乳胶剂、膏剂、贴剂等，如氟比洛芬凝胶贴膏。局部外用药物可迅速、有效缓解关节的轻、中度疼痛，对胃肠道的刺激性较小，但是需要注意防止局部皮肤过敏。②全身应用药物：根据给药途径可分为口服药物、针剂以及栓剂，临床中最常用的是口服药物，常见的有美洛昔康、塞来昔布、艾瑞昔布、依托考昔等；但是口服药物具有较强的胃肠道反应或心脑血管意外风险，需在医师指导下服用，同时应注意口服两种不同的非甾体抗炎药不但不会增强消炎止痛效果，反而会增

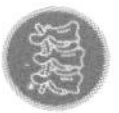

加不良反应的发生率。

2）镇痛药物：对非甾体抗炎药治疗无效或不能耐受的患者，可使用阿片类药物。但是需要强调的是，阿片类药物的不良反应较多，且易成瘾，需在医师指导下使用。

3）关节腔注射药物：可有效缓解疼痛，改善关节功能。但该方法是侵入关节腔内部的治疗，有导致关节腔感染的风险，必须严格无菌操作及规范操作。关节腔注射常用的药物有以下几种，可在医师指导下使用。①糖皮质激素：起效迅速，短期缓解疼痛效果显著，但反复多次应用激素会对关节软骨产生不良影响，建议每年应用最多不超过2～3次，注射间隔时间不应短于3个月。②玻璃酸钠：可改善关节功能、缓解疼痛，安全性较高，可减少镇痛药物用量，对早、中期膝骨关节炎患者效果较好。每疗程注射3～5次，每年1个疗程。③医用几丁糖：可以促进软骨细胞外基质的合成，减轻炎症反应，调节软骨细胞代谢；具有黏弹性、缓吸收性，可作为关节液的补充成分，减缓关节炎进展、减轻关节疼痛、改善关节功能，适用于早、中期膝骨关节炎患者。每疗程注射2～3次，每年1～2个疗程。④生长因子和富血小板血浆：是目前新兴的治疗方法，可改善局部炎症反应，并可参与关节内组织修复及再生；但目前对于其作用机制及长期疗效尚在进一步研究中。

4）缓解膝骨关节炎症状的慢作用药物：包括双醋瑞因、氨基葡萄糖等。有研究认为这些药物有缓解疼痛症状、改善关节功能、延缓病程进展的作用。

5）抗焦虑药物：可应用于长期持续疼痛的膝骨关节炎患者，尤其是对非甾体抗炎药不敏感的患者，可在短期内达到缓解疼痛、改善关节功能的目的。但应用时需注意药物不良反应，包括口干、胃肠道反应等,建议在医生指导下使用。

(2)中医治疗　①内服药物,包括中药、中成药口服,应在医师指导下服用,具有整体观念、辨证论治、因人而异的特点,针对性给药,疗效更好。②中医外治法,包括中药外用、中药塌渍、针灸、针刀、艾灸、拔罐、刮痧、推拿按摩等,需在医师指导下进行。

基础治疗同初期治疗,在此不再赘述。

12. 膝骨关节炎中期阶段有哪些治疗方法?

膝骨关节炎中期阶段表现:膝关节出现反复的肿胀、疼痛,晨起或久坐后行走困难,肿痛明显。治疗原则是以修复性治疗为主,辅以基础治疗和药物治疗。

修复性治疗包括关节软骨修复术、关节镜清理术、膝关节截骨术 3 方面。

(1)关节软骨修复术　主要适用于活动量大、单处小面积负重区软骨缺损的年轻患者,对原发性膝骨关节炎的老年患者、多处损伤患者、激素引起坏死的患者等效果较差,包括自体骨软骨移植、软骨细胞移植和微骨折等技术。

(2)关节镜清理术　关节镜兼具诊断和治疗的作用,对伴有膝关节机械症状的膝骨关节炎治疗效果较好,如存在游离体、半月板撕裂移位、髌骨轨迹不良、滑膜病变、软骨面不适合等,通过关节镜下摘除游离体、清理半月板碎片及增生的滑膜等,能减轻部分膝骨关节炎患者症状。对伴有机械症状但关节间隙明显狭窄的患者,关节镜手术的作用有限。

(3)膝关节截骨术　能最大限度地保留关节,通过改变力线来改变关节面的接触面积。该方法适合活动量大、力线不佳的单间

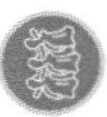

室病变患者,膝关节屈曲超过90°、无固定屈曲挛缩畸形、无关节不稳及半脱位、无下肢动静脉严重病变的患者。膝关节截骨术包括:①胫骨近端截骨术,多用于合并股胫关节内翻较轻,胫骨平台塌陷<0.5厘米,髌股关节基本正常的患者,截骨后易愈合,患者术后主观和客观临床结果评分均明显改善。②股骨远端截骨术,主要用于矫正膝外翻畸形合并膝关节外侧间室膝骨关节炎的患者。股胫外翻较轻,关节线倾斜不重,胫骨外侧平台塌陷<0.5厘米。③腓骨近端截骨术,术后近期能缓解膝关节疼痛,适用于内翻角<100°的内侧间室退行性膝骨关节炎患者。

13. 膝骨关节炎晚期阶段有哪些治疗方法?

膝骨关节炎晚期阶段表现:膝关节长期肿胀、屈曲活动明显受限,下蹲需手扶物体方可站起,甚至出现下肢肌肉萎缩,膝关节肿胀、僵硬、伸屈功能丧失。治疗原则以重建治疗为主,术后给予康复锻炼,辅以基础治疗和药物治疗。

重建治疗根据膝骨关节炎的严重程度分为膝关节部分置换术(人工单髁关节置换术及髌股关节置换术)和人工全膝关节置换术2种,极少数不适宜进行重建治疗的膝骨关节炎晚期患者可选择膝关节融合术。

(1)人工全膝关节置换术　适用于严重的膝关节多间室膝骨关节炎,尤其伴有各种畸形时。

(2)人工单髁关节置换术　适用于力线改变5°~10°、韧带完整、屈曲挛缩不超过15°的膝关节单间室膝骨关节炎患者。

(3)髌股关节置换术　主要适用于单纯髌股关节膝骨关节炎患者。

(4)膝关节融合术　现已不作为膝骨关节炎的常规治疗手段。术后给予康复锻炼,辅以药物治疗及基础治疗。

14. 人工全膝关节置换术后和人工单髁关节置换术后多久可下地行走?

正常情况下,人工全膝关节置换术和人工单髁关节置换术后应尽早下床活动,甚至于麻醉结束后即可下床活动。但是具体问题具体分析,鼓励患者术后早期下床活动,需因人而异。部分患者术前肌肉萎缩较为严重,则需要进行适当的股四头肌功能锻炼以增强肌肉力量,后在助行器的辅助下进行下床活动,此时不能一味地强调早下床。膝关节置换的患者,术后多伴有一定的疼痛,由于患者知识的缺乏以及错误的认知导致患者下床活动依从性差,常通过卧床的方式来减轻或避免患肢疼痛。此外,患者的负面情绪、导管携带时间,以及自我干预能力,同样为影响其术后早期下床活动的相关因素。因此,术后应加强患者的疼痛管理、给予患者相关知识的讲解,以减轻患者的负面情绪及对疼痛的恐惧,有助于为患者早期下床创造条件。

15. 人工全膝关节假体和人工单髁假体可使用多长时间?

膝关节假体可以使用多长时间呢?数据显示,全膝关节置换术后15年生存率为88%~89%,单髁置换术后15年生存率为68%~71%。总体来说,膝关节假体使用年限平均在15~25年间,甚至有部分患者使用了长达30年。那么是大家都能达到这个年限吗?当然不是。那么究竟有什么因素影响使用寿命呢?

(1)患者自身因素　①骨质疏松情况:关节面(部分)塌陷,下

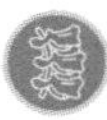

肢力线发生了变化,就会使假体磨损加速,寿命缩短。②外伤及过度运动也会加大磨损。③不正确的关节姿态:比如经常深蹲、盘腿、压腿等,会加速磨损。④术后康复不良导致肌肉发生萎缩,会使关节变得不稳定,容易受到损伤。⑤不合适的运动,如剧烈活动,摆动、扭伤膝关节。

（2）植入假体材料因素　材料主要指股骨与胫骨之间的垫片材料,其摩擦系数大小决定了磨损程度。①金属-普通塑料垫片-金属;②金属-高交联垫片-金属;③陶瓷表面-普通塑料垫片-金属;④陶瓷表面-高交联垫片-金属。不同材料间的摩擦系数不同,导致磨损速度不同。

（3）手术医生对假体的选择和操作因素　①是否根据患者实际情况,个性化选择适合患者的假体;②术前角度测试误差,术中是否纠正;③术中的"点、线、面、角"等关系如何;④术中截骨、假体安装、假体型号的选择是否准确;⑤有没有韧带、骨、肌腱等副损伤;⑥术后是否监测垫片磨损情况。

总之,膝关节假体的生产商们正在不断改进他们的产品,骨科医生也在不断地提升自己的操作能力,以更好地服务于接受和使用它们的手术患者。成功的手术只是整个治疗过程的一半,术后的康复锻炼、保养等,就是另一半了。随着产品的更新、医生技术水平的提升、术后的正确保养,膝关节假体的使用寿命会越来越长。

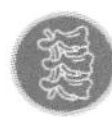

（二）膝关节滑膜炎

1. 什么是滑膜炎？

滑膜炎是指关节的滑膜受到刺激产生炎症，造成关节分泌液失调形成积液的一种关节病变。膝关节是全身关节中滑膜最多的关节，故滑膜炎以膝关节较为多见。

2. 膝关节滑膜炎的病因有哪些？

滑膜炎可由多种原因或疾病造成。如创伤、风湿类疾病、关节退行性变、色素绒毛结节性滑膜炎、结核等。

根据发病原因分为创伤性滑膜炎、感染性滑膜炎、免疫性滑膜炎等。但临床上较常用的分类方法为按发病缓急分为急性滑膜炎与慢性滑膜炎。

3. 膝关节滑膜炎的高发人群有哪些？

膝关节急性创伤性滑膜炎患者以青年男性为主。膝关节慢性滑膜炎患者女性多于男性，40 岁以上患者多发，具体高发人群如下。

①长期从事体力劳动的青壮年。②老年群体，尤其是肥胖体形者多发。③膝关节外伤人群，通常有明显的膝关节外伤史、手术史或过度劳损史。④滑膜结核感染者。

4. 滑膜炎属于骨关节炎吗？

滑膜炎不属于骨关节炎，二者是两种不同的疾病，有一定区

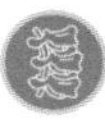

别。临床上滑膜炎多发生于年轻的患者，而骨关节炎是由于退变、老化导致，多数情况下发生于中老年人群。

（1）发病年龄不同　滑膜炎在儿童、青少年的发生率比较高，特别是髋关节和膝关节的滑膜炎，可能与运动过量、生活中不恰当的姿势都有一定关系。而骨关节炎通常发生在中老年人群，主要病理基础是以软骨的退变、老化为起始点。

（2）发病原理不同　滑膜炎是关节的滑膜在受到刺激以后，出现出血、水肿、增生，从而引起疼痛、活动受限、跛行等症状。而骨关节炎也可能会出现一定程度的滑膜反应，但需要强调的是其主要的病理基础，还是以软骨的变性、退变、变薄为起始的疾病。

（3）临床表现不同　滑膜炎可能会出现局部关节的红、肿、热、痛，活动受限，但其X射线检查无阳性体征。而骨关节炎属于软骨出现剥脱，导致软骨下骨暴露，患者会有明确的疼痛、活动受限症状，X射线检查提示关节部位的骨质增生，或者软骨退化。

5. 滑膜炎部位可以熏蒸吗?

滑膜炎是关节的炎性反应性疾病，主要因劳损、寒冷等刺激引发滑膜增生、关节腔积液，继而出现局部疼痛、肿胀、活动受限的表现。熏蒸可以很好地改善关节腔内的循环，减轻炎性反应程度，对改善滑膜炎症是有一定帮助的，特别是辅助以中药等熏蒸方法，可以起到增强治疗效果的作用。

6. 滑膜炎可以针灸吗?

滑膜炎一般可以采用针灸治疗，但针灸治疗滑膜炎只能缓解滑膜炎造成的疼痛、肿胀症状，并不能达到治愈滑膜炎的效果。中国针灸博大精深，用途广泛，可以应用于各种膝关节疾病，大部分患者都能得到良好的辅助疗效。对滑膜炎进行针灸的特点主要在于不用服药，只需要在患者身体的特定部位用针刺入，刺激神经并引起局部反应，或用温热刺激烧灼局部，以达到缓解症状的目的。

7. 膝关节滑膜炎针灸治疗的取穴有哪些?

(1)近端取穴　近端取穴是于膝关节周围取穴，在取穴过程中可取血海穴。血海穴气血比较集中，刺激血海穴可改善膝关节本身运动功能，同时调节气血。膝关节周围有两个特定穴位，即内膝眼和外膝眼，这两个穴位熟悉易找，取这两个穴位对于膝关节功能改善疗效好。

(2)远端取穴　远端取穴可取绝骨穴即悬钟穴，绝骨穴在脚踝附近，对膝关节功能改善效果好。

针灸有种针法称为腕踝针，通过刺激腕踝部位特定穴位，改善膝关节功能。出现膝关节病变时，可通过临床医生推荐或者经临床医生选取穴位来确定准确的治疗方案。

8. 滑膜炎如何保守治疗?

滑膜炎是滑膜受到刺激后产生的渗出性炎性反应，可出现关节腔积液，局部肿胀、疼痛、功能受限等症状，以膝、踝关节较为多见。滑膜炎保守治疗的方法一般有药物治疗、物理治疗等，可在医生指导下进行。

(1)药物治疗

1)口服药物：滑膜炎患者可在医生指导下服用双氯芬酸钠缓释片、对乙酰氨基酚片、布洛芬缓释胶囊等非甾体抗炎药，可以消

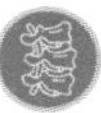

除滑膜炎症，缓解关节疼痛。同时也可服用滑膜炎颗粒、大活络胶囊等活血消肿的药物进行治疗，可以减轻患处关节的肿胀、疼痛症状。

2）外用药物：滑膜炎患者可在医生指导下，在患处使用具有活血止痛、通经走络作用的麝香壮骨膏、香药风湿止痛膏等膏药，帮助缓解患处关节的肿胀、疼痛、活动受限等症状。

（2）物理治疗

1）热敷：滑膜炎患者可用热水袋、艾灸包等进行热敷，以促进局部的血液循环，减轻水肿，同时促进炎症吸收，可以缓解患处关节的肿胀、疼痛等症状。

2）按摩：滑膜炎患者可去医院做专业按摩，通过按摩委中穴、膝眼穴、血海穴等部位，促进局部的血液循环，起到舒筋活络的功效，也可改善滑膜炎的局部炎症，辅助缓解患处关节的肿胀、疼痛等症状。

9. 滑膜炎需要手术吗？

轻度的滑膜炎并不需要手术治疗，而重度的滑膜炎则需要进行手术治疗，具体情况如下。

（1）轻度滑膜炎　患者会有关节肿胀、疼痛，可以使用超短波治疗、微波治疗以及非甾体抗炎药物治疗，可以改善关节滑膜炎症。同时还需要配合关节休息。

（2）重度滑膜炎　表现为严重的关节肿胀、疼痛，以及活动受限，此时应考虑进行关节镜手术或者人工关节置换术。其中关节镜手术可以切除炎性滑膜，对关节功能干扰较小，患者术后恢复较快。人工关节置换手术主要适合滑膜炎同时伴有严重的骨关节炎患者。此类患者由于关节功能几乎丧失，因此采用人工关节置换，可以明显提高患者的生活质量。

10. 贴膏药能治愈滑膜炎吗？

贴膏药这种治疗方式对于滑膜炎仅仅是一个辅助治疗的手段。因为滑膜炎是指滑膜受到一定的刺激后产生的无菌性炎症，其具有炎症的红、肿、热、痛特点，表现为关节的肿胀、疼痛、积液及活动受限等，其治疗原则为舒筋活血、消炎止痛。贴膏药能够缓解滑膜炎所导致的局部的关节发冷、疼痛，但是对于关节内部根本的病理变化，也就是滑膜的增生和炎症没有作用。

患有此类疾病的患者首先要去骨科就诊，针对此病作全程规范的治疗，在此基础上可以使用膏药作为辅助治疗的手段。对于贴膏药一定要注意，如果皮肤出现了过敏，就不能再使用膏药。通常可以通过外用的膏药来促进局部的血液循环，改善局部的炎性反应，从而减轻肿胀、疼痛以及功能障碍的症状。

贴膏药期间还要注意清淡饮食，禁食辛辣、油腻、刺激性食物，禁烟酒，多吃新鲜蔬菜及水果，静养 1 周左右就可以改善症状。要注意保暖，多添点衣服避免着凉。如果疼痛比较严重，也可以口服一些止痛药物治疗。

11. 滑膜炎能自愈吗？

部分滑膜炎能自愈，比如髋关节滑膜炎，多见于 4 ~ 10 岁儿童。若患者依从性佳，可通过卧床休息促进疾病自行恢复。若患者症状较重，则需要采取复位、牵引、用药等方法来改善病情。其他关节滑膜炎通常难以自愈，可由自身免疫性疾病等因素引起，所

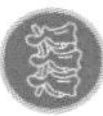

以需要通过药物或手术治疗阻止疾病进展，缓解症状，以促进机体早日康复。

早期滑膜炎症状较轻，可通过理疗、使用消炎镇痛的药物如双氯芬酸二乙胺乳胶剂等进行治疗。若发生感染，则需要静脉应用抗生素对抗病原微生物，具体用药根据药敏结果来选择更有效，避免症状加重。若局部受伤，出现淤血、痛感加重，可应用消炎镇痛的药物进行治疗。

发病早期要注意卧床休息，避免关节负重受累。注意多吃富含蛋白质、维生素、矿物质的食物，提高营养，促进病情好转。

12. 滑膜炎好了以后会复发吗?

滑膜炎好了以后还是会复发的。滑膜炎恢复后如果不注意关节保暖，关节部位经常性过度地受力、摩擦，或者受到外伤后还是容易复发的。

患者在日常生活应饮食清淡，加强营养，注意休息、保暖，避免膝部受力负重，避免外伤、感染等发生。还要积极地控制原发疾病，防止滑膜炎反复发作。

13. 膝关节滑膜炎患者如何功能锻炼?

急性期滑膜炎患者或关节积液较多者不应锻炼，应卧床休息。膝关节处于屈曲30°位，避免劳累，注意保暖。在恢复期可以进行功能锻炼，包括以下几种。

★有氧运动，如步行、游泳、骑自行车等有助于保持关节功能。

★膝关节在非负重状态下做屈伸活动，以保持关节活动度。

★进行有关肌肉或肌群的锻炼，以增强肌肉力量，增加关节稳定性，如股四头肌等长伸缩锻炼等。

（三）髌骨软化症

1. 髌骨软化症是髌骨变软了吗？

乍一听髌骨软化，相信绝大部分人都会认为是髌骨变软了，骨头缺钙了。其实，它与缺钙无关。髌骨软化，其实是髌骨的软骨出现了问题，全称叫髌骨软骨软化症，又称髌骨软骨炎，是髌骨软骨面发生局限性软化、纤维化，而引起膝关节慢性疼痛的一种常见膝关节疾病。好发于青壮年，女性发病率较男性高，在运动员和体育爱好者中尤其多见，尤其是年轻、健康和经常运动的人。本病是青壮年膝前痛的常见原因。青壮年出现髌骨软化，大多数有膝关节过度活动、半蹲位扭转受伤史等。长期采取不当的姿势负重或运动，如久蹲、频繁上下楼梯或爬山、频繁负重蹲起等，都可能加速髌骨软骨的磨损。由于髌骨关节面的磨损性损伤，出现软骨部位的水肿、软化，任由病情发展可能出现软骨碎裂，软骨脱落，软骨的下骨质裸露、增生等病变。髌骨软骨的再生修复能力很差，在疾病的早期尚有一定的修复能力，故早期干预可延缓髌骨软骨损伤的进一步发展。所以对髌骨软化症来说早期诊断、及时治疗是改善预后的关键。

2. 髌骨软化症诱因有哪些？

（1）髌骨的生物力学紊乱　髌骨半脱位和倾斜时，髌骨失去了正常滑动轨迹，髌骨软骨外侧部分过度磨损而损伤软骨，内侧部分由于得不到应有的压力刺激而导致失用性软化。造成髌骨半脱位

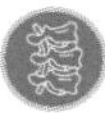

的原因有很多，其中膝外翻角度增大、股四头肌萎缩、膝关节髌骨外侧的韧带挛缩较为常见。

（2）膝部外伤　比如摔倒跪地、膝盖正前方被撞击。外部创伤可以直接作用髌骨，造成髌骨软骨面受损，使其软骨表面的完整受到破坏。受损的软骨面因为不再光滑，无法有效地传递和分散外力，从而使髌骨更容易被磨损，形成恶性循环。

（3）先天或后天各种原因，引起的髌骨不稳　先天发育或后天外伤引起的高位/低位髌骨、髌骨内侧支持带松弛、髌骨外侧支持带挛缩等异常，都会导致髌股关节不稳，使髌股关节面软骨压力异常，导致软骨损害。

（4）软骨营养障碍　软骨通过在关节活动过程中受压变形并且恢复弹性的过程与关节腔中的滑液进行物质交换，以此来获得营养。滑膜炎可使软骨基质溶解，从而使软骨弹性下降，不能进行有效的形变，无法获得营养而发生退变。

3. 髌骨软化症有哪些临床表现？

髌骨软化症发病缓慢，起初膝部不适，疼痛定位不清，之后髌骨后疼痛明显，活动时及活动后疼痛加重，尤其是上楼梯时疼痛更重。病情严重时膝关节活动有摩擦感。

初期主要为髌骨下疼痛，稍加活动后缓解，运动过久后又加重，休息后渐消失。随病程延长疼痛时间多于缓解时间，以致不能下蹲、上下阶梯困难或突然无力而摔倒。同时伴有髌骨边缘压痛，伸膝位挤压或推动髌骨可有摩擦感，伴疼痛。单纯髌骨软骨损害时，无关节积液，后期形成髌股关节骨关节病时，可继发滑膜炎而出现关节积液。病程长者，可出现股四头肌萎缩。

其中髌骨后方及膝内侧的隐痛是最常见的症状,劳累后或在上、下楼梯后加重。有时膝关节有积液。如将髌骨推向髌骨软骨面,可有压痛,在股骨内髁前方亦有一明显的压痛点。在伸屈膝关节时,检查者的手可以感觉到髌骨下方有摩擦感。病程时轻时重,可持续多年。

4. 髌骨软化症的影像学表现有哪些?

(1)X 射线检查　髌骨切线位 X 射线片对髌骨排列错乱及髌骨髁发育不良具有十分重要的诊断价值,是髌骨软化症病因诊断常用方法。膝关节正、侧位及髌骨切线位早期无异常;晚期可因软骨大部磨损,髌骨与股骨髁部间隙变窄、毛糙,关节对合不良,髌骨和股骨髁部边缘可有骨质增生。

(2)CT 检查　对髌骨排列错乱及股骨髁发育不良有诊断价值,可作为 X 射线片诊断的补充手段。其优点是能显示髌骨关节面病变、髌股关节间隙狭窄显示更清楚,也可以显示部分髌骨软骨病变。

(3)MRI 表现　对髌骨软化症有较大的诊断价值,能够很好地显示关节积液、软骨退变及软骨下骨的囊性变等表现。早期软骨改变,表现为软骨的变性、肿胀、磨损、坏死、碎裂、局部剥脱。MRI 可以很好地显示软骨形态的改变,因为水分的丢失,软骨信号从偏高信号变为低信号。随着病情的进展,软骨的磨损、脱落进一步加重,严重者软骨下骨裸露,髌骨关节面下可出现骨髓水肿、局限性骨质破坏,MRI 表现为 T_1WI 低信号、T_2WI 及压脂序列高信号。严重者可见类圆形囊性病灶,而伴随的骨质硬化及边缘骨质增生均呈低信号,关节腔及髌上囊积液呈 T_1WI 低信号、T_2WI 高信号。

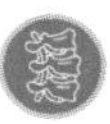

5. 如何治疗髌骨软化症?

目前髌骨软化症临床治疗方法可分为两类:非手术治疗与手术治疗。其中手术治疗仅针对经保守治疗无效、症状反复或较重者,临床大部分患者处于疾病早期,经保守治疗可取得满意疗效,因此非手术疗法应作为首选。

(1)非手术治疗

1)下肢肌肉链训练:包括贴墙滑蹲、哑铃举升、直腿抬高、股四头肌等张收缩及臀中肌力量练习。可有效增强肌力,改善膝关节失稳、髌股关节对位不良,改善血液循环。具体训练方式如下。

★直腿抬高:平躺,一条腿弯曲 90°,脚平放地上,另一腿完全伸直,将其抬高 45°,保持直腿抬高位置 1 ~2 秒后慢慢归位。

★股四头肌等张收缩:平躺,双腿伸直,将卷好的毛巾置于单膝下,使其稍弯曲,脚抬离地面,使膝完全伸直 5 秒钟后放松,慢慢归位。

2)口服药物:一类是非甾体抗炎药(如布洛芬、洛索洛芬钠、双氯芬酸钠等);另一类是软骨营养药物(如氨糖美辛片,含有氨基葡萄糖),有助于软骨中蛋白黏多糖的合成,既可止痛,又有利软骨修复。

3)关节内注射药物:如果以疼痛为主或痛点较局限,可以做中药局部注射治疗,或关节腔注射治疗。也可用玻璃酸钠关节腔内注射,有修复关节软骨的作用。疼痛甚者可用普鲁卡因加强的松龙作痛点封闭。关节内注射玻璃酸钠可增加关节液的黏稠性和润滑功能,缓解疼痛和增加关节活动度,这是近年来出现的一种新方法。关节腔封闭虽可缓解症状,但对软骨修复不利,应慎用。不主张关节内注射激素,因激素本身可损伤关节软骨。

4)物理治疗:物理治疗是利用人体对物理刺激所作出的反应来达到治疗目的,以恢复机体运动功能,改善及增强生活能力,提高生活质量,比如蜡疗、手法按摩松解、中频电疗、超短波等。

(2)手术治疗 髌骨软化症手术治疗的目的是纠正解剖异常。经数月较为严格的保守治疗,髌骨依旧疼痛的;有先天或后天畸形的,可考虑手术治疗。如果发生了严重软骨损害,缺损永远不可能由真正的关节软骨所填充,此时仅仅对存在着慢性超负荷的软骨损伤区域进行刨削并不能阻止关节面退变的进程。手术治疗主要包括:①胫骨结节手术,包括胫骨结节截骨术、胫骨结节抬高术及胫骨结节前移术等手术方式。其目的是通过胫骨结节的截骨及移位,使患者髌股关节的力线恢复正常,从而使关节在活动过程中受力均匀,不至于使髌股关节软骨进一步损伤。②关节镜下治疗,包括剃须术、灌洗术、刮洗联合侧松术、清创术、研磨性关节成形术及骨膜关节成形术等。存在髌骨半脱位可以进行外侧支持带松解术,可缓解疼痛并改善膝关节活动度、股四头肌运动耐受,对于有髌骨完全脱位的患者,应行内侧髌股韧带重建而不是外侧支持带松解。③假体置换术。④髌骨切除术。

6. 膝关节越痛越要活动吗?

有些中老年人无明显诱因出现了膝关节疼痛,尤其是膝前部疼痛,有时有反复的关节肿胀,甚至膝关节不能伸直。他们怕膝关节会残疾,就开始锻炼,认为“膝关节越痛越要活动”,忍着疼痛屈伸膝关节甚至练习上下台阶。这种做法对吗?

不对。

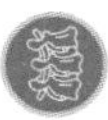

其实这些中老年人多患有髌骨软化症。这是一种退行性变，是由关节软骨磨损引起的，往往伴有股四头肌萎缩。股四头肌是伸膝的主要肌肉，此肌萎缩引起上下楼梯困难，蹲下后不能自行站起。股四头肌萎缩和髌骨软化症互为因果关系。如反复屈膝关节使髌骨关节软骨面磨损加重，可诱发滑膜充血炎症引起关节积液。上下台阶运动比反复屈伸关节的损伤还要严重，不但不能起到锻炼作用，反而加重病情，使疼痛和关节积液加重。

7. 怎样做膝关节功能锻炼?

膝关节功能锻炼的目的是减轻股四头肌萎缩、减轻和消除膝关节疼痛。反复屈伸膝关节、揉按髌骨、抖晃膝关节，这些动作是有害无益的。髌骨软骨反复地与股骨髁的软骨面摩擦，使软骨磨损加重，甚至出现关节积液，关节积液会加重肌肉萎缩，形成恶性循环。正确的膝关节功能锻炼方法应该是将膝关节尽量伸直，在保持膝伸直状态下练习股四头肌收缩，每次收缩应坚持 3 ~ 4 秒，每分钟练习 10 次，每小时坚持肌肉练习 5 ~ 10 分钟，防止股四头肌萎缩。避免膝关节过多活动，应用坐便器等。

股四头肌的锻炼方法有两种。

一种是直腿抬高法：患者仰卧位，膝关节伸直，将整个下肢向上抬起，自 0° 至 60°，抬高角度不超过 60°，否则由于重力的作用，股四头肌的收缩力量反而减弱。每分钟坚持 4 ~ 6 次，每小时坚持肌肉练习 5 ~ 10 分钟。在锻炼时，患者可用手触到股四头肌的收缩，当练习到股四头肌肌力强壮以后，可以坐位将腿伸直，在足背上绑一个 1 ~ 2 千克的沙袋，将足在小腿伸直的状态下向上抬起，并最好能坚持 5 ~ 10 秒，然后放松，休息后继续抬起，每小时坚持锻炼 5 ~ 10 分钟。此种方法适合于青年人。

另一种方法是患者坐位或仰卧位,将小腿伸直,保持膝关节伸直状态下,将大腿肌肉绷紧,将足尽量向背侧屈曲,同时绷紧小腿肌肉,每次坚持 3 ~ 4 秒,每分钟 10 次,每小时锻炼不少于 5 分钟。此方法较为平和,适合于老年人或患有心脏病的人。

8. 盘腿坐的习惯好吗?

盘腿时膝关节极度屈曲,坐位时身体的重量又部分地作用在大腿上,结果使膝关节股骨髁和胫骨髁的关节软骨所承受的压力过高,久而久之就会造成关节软骨的损伤。另外,在膝关节极度屈曲时,髌骨与股骨髁之间压力增高,也会加重髌骨软骨的损伤,导致髌骨软化症。

9. 髌骨软化症中医治疗方法有哪些?

髌骨软化症在中医属"痹症"范畴,与气血瘀滞、经络不通等有关,常用的中医治疗手段有小针刀治疗、手法治疗、针灸治疗及辨证选择口服中药汤剂或中成药等。

(1)小针刀治疗　髌骨周围的痛点和压痛点都是软组织损伤的病变部位,也是治疗点。常见有如下几个部位:髌前皮下囊,位于髌骨下半的皮下,此处疼痛和压痛,即为髌前皮下囊受损,用小针刀将此滑囊作切开剥离即可;髌内、外侧支持带,痛点均在髌骨两侧边缘,用切开松解术即可。

(2)手法治疗　患者仰卧伸膝,医者用摩法、拿法、捏法、揿法、搓法等,对膝关节周围的软组织进行充分的放松。

1)按揉法:医者用手掌掌心按于髌骨上,在一定压力下对髌骨

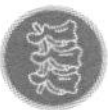

进行按揉,酸痛感以患者能忍受为度。

2)点揉法:点揉髌周8点,即髌骨上下缘正中点、左右缘正中点、髌骨上缘正中点两侧及髌骨下脂肪垫两侧处。

3)扣提髌骨:单手扣提髌骨,稳力向上,顺髌骨边缘反复扣提数次。

4)抱膝按揉:患者屈膝,术者双手抱膝,手掌轻轻按揉数次。

5)屈伸端提:屈伸活动膝关节,并端提膝关节,同时左右旋转。

上述手法治疗15分钟左右,隔日1次。同时嘱患者锻炼股四头肌,如直腿抬高锻炼,每天坚持3~4次,每次3~5分钟,避免肌肉萎缩。

(3)针灸、艾灸治疗 取穴:内膝眼、外膝眼、阴陵泉、阳陵泉、阿是穴、鹤顶。肝肾亏损者加三阴交、太溪、肾俞、肝俞;瘀血阻滞者加血海、膝阳关;寒湿痹阻者加梁丘、足三里。毫针刺,每次取5~7穴,平补平泻法,每次留针20~30分钟。对关节畏寒喜暖、寒湿较重、肝肾亏虚明显者可以灸足三里、血海、气海、关元等穴,对关节肿胀明显者,可灸三阴交、阴陵泉等穴。

10. 如何预防髌骨软化症?

(1)功能锻炼 ①五禽戏的鹤戏法:鹤步势,亮翅势,独立势,落雁势,飞翔势。口诀解说如下:自然站式,吸气时跷起左腿,两臂侧平举,扬起眉毛,鼓足气力,如鸟展翅欲飞状;呼气时,左腿回落地面,两臂回落腿侧。接着,跷右腿如法操作。如此左右交替各7次。然后坐下,屈右腿,两手抱于右膝下,拉腿膝近胸;稍停后两手换抱左膝下如法操作。如此左右交替7次。最后,两臂如鸟理翅般伸缩各7次。每日早晚各1次。②卧位伸膝抬腿法、蹬空增力法等，每日锻炼 4 组，每组 10～20 次。

（2）日常生活注意事项　目的为减轻关节的负担。①减肥：改变不良的饮食习惯，防止骨质疏松。②避免引起疼痛的动作，如上下楼梯、爬山、长时间行走，可骑自行车。③注意关节的保暖，使血液循环正常。④防止疼痛，如佩戴药物护膝。

（四）髌下脂肪垫炎

1. 什么是髌下脂肪垫炎？

髌下脂肪垫炎是一种因髌下脂肪垫慢性损害，如膝关节反复挫碰、扭伤，而导致脂肪垫发生水肿、机化、增厚的无菌性炎症，从而引起膝前痛和膝关节功能障碍的临床症候群。髌下脂肪垫是一个三角形的脂肪组织块，位于髌骨、股骨髁前下部、胫骨前上缘及髌韧带后方的锥状间隙中，具有加强膝关节稳定和减少摩擦的作用。当膝部过伸损伤、脂肪垫受挤压，或反复多次的累积性损伤（见于运动员、三轮车工人、搬运工人等）等时，髌下脂肪垫可发生充血、肿胀、肥厚及无菌性炎症反应，从而产生疼痛。

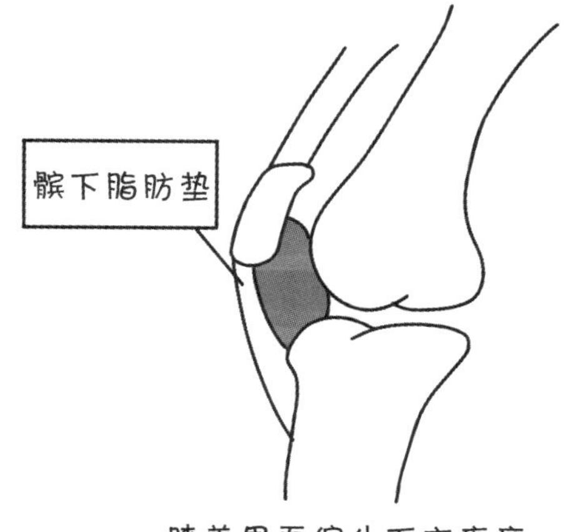

膝盖里面偏外下方疼痛

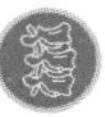

2. 什么是脂肪垫?

脂肪垫由脂肪组织构成,它被关节囊中的纤维层与滑膜层分别覆被。膝部脂肪垫有4个,分别为髌下脂肪垫、髌上囊脂肪垫、股骨前脂肪垫、腘脂肪垫。其中髌下脂肪垫更容易受伤。髌下脂肪垫附着在髌腱的后方和胫骨髁前上缘的非关节面区,呈一钝性三角形结构,在髌骨处最厚,向两边展开逐渐变薄,限制膝关节过度活动的同时还能润滑关节,防止摩擦、刺激,吸收震荡。

3. 髌下脂肪垫有什么功能?

(1)髌下脂肪垫具有衬垫及润滑作用　股四头肌收缩时,脂肪垫内的压力增加,成为坚硬的实体,填充与关节面不契合的多余空间,以限制膝关节的过度活动,并吸收震荡,是维持膝关节功能的重要结构。膝关节伸直时,髌骨和脂肪垫一起被股四头肌拉向上方,避免脂肪垫被夹入股胫关节之间。

(2)在膝关节运动中保持良好的生物力学结构　髌下脂肪垫是一种超柔韧的结构,能够在膝盖的整个活动范围内移动时改变其形状和位置。这允许脂肪垫优化关节和肌腱的对齐方式,以在所有弯曲度下激活股四头肌。

(3)储存膝关节受伤时的修复细胞　最近,研究发现髌下脂肪垫也是修复细胞的重要储存库。因此,当我们遭受膝关节的急性伤害时,脂肪垫会在膝关节周围运输细胞,以帮助调节炎症并促进膝关节结构的良好愈合。

4. 髌下脂肪垫为什么容易损伤?

髌下脂肪垫参与膝关节的屈伸动作,是一个会随着膝关节屈伸而移动的结构。在膝盖弯曲时,脂肪垫可以填补膝关节腔前方空虚;当股四头肌强力收缩时,脂肪垫压力过高,脂肪垫周边的空间会比较大;而当膝盖伸直时,脂肪垫则会移动到一个比较容易被夹住的位置。

5. 发生髌下脂肪垫炎的原因是什么?

膝关节突然猛烈地过伸和旋转,脂肪垫来不及上移,被夹于股胫关节之间,而引起急性损伤。如足球运动员踢球时"踢漏脚",或体操运动员从器械上落下时膝关节过伸位着地等。由于反复跳跃,引起膝关节的过伸或股四头肌疲劳无力,不能充分地向上牵拉脂肪垫,引起脂肪垫慢性损伤。

此外,凡是髌骨股骨软化症、髌腱末端病、半月板损伤、前交叉韧带损伤、膝关节创伤性滑膜炎等,使膝关节的动力学平衡发生改变,关节不稳,则可继发脂肪垫损伤。脂肪垫损伤后可产生出血、水肿、变形增生或纤维化,造成脂肪垫肥大,与髌韧带发生粘连,更容易受到挤压而损伤。

在慢性病例中,不良的下肢生物力学,如髌骨滑动倾斜会导致撞击,反复运动撞击和刺激就会导致肿胀和促炎环境,形成持续不断的刺激,导致持续肿胀,最终形成慢性的脂肪垫损伤。

6. 髌下脂肪垫炎的临床表现有哪些?

患者有膝前受伤史或过度活动史,伸膝活动受限,并有膝关节

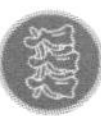

过伸疼痛。患者行走时膝关节保持一定的弯曲度，患者可有假绞锁，即因肥厚的脂肪垫挤在前关节缝而引起卡住的感觉。

急性损伤可出现关节积液，病程较长者可有股四头肌萎缩，体格检查时，可见两膝眼肿胀，有明显压痛，触之有橡皮样感觉。

患者经常抱怨膝盖骨（髌骨）下区域出现急性或慢性尖锐灼烧痛。

患者经常抱怨长时间站立、行走或任何导致膝关节运动终末期延长的活动都会加剧疼痛。

7. 髌下脂肪垫炎与髌腱炎该如何区别？

髌下脂肪垫炎很容易与髌腱炎混淆。髌腱炎仅在髌骨下极引起疼痛。脂肪垫损伤会在脂肪组织所在的髌骨肌腱的两侧引起疼痛。

8. 髌下脂肪垫炎该如何治疗？

目前治疗髌下脂肪垫炎的方法主要为保守治疗和手术治疗。保守治疗通常能获得较好疗效，急性期可予休息、冰敷、口服非甾体抗炎药等，慢性期可予功能锻炼（如直腿抬高、靠墙静蹲等）、无创冲击波、激光等治疗；保守治疗 6 个月无效可进行手术治疗，在微创关节镜下切除病变的髌下脂肪垫增生组织。

（五）鹅足滑囊炎

1. 什么是鹅足？

鹅足（goose foot）由缝匠肌、股薄肌和半腱肌的联合腱组成，由

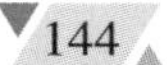

于联合腱是以三叉式止于胫骨近端前内侧面，三个肌腱之间有致密的纤维膜相连，形状酷似鹅掌而得名。

2. 什么是滑囊？

滑囊通常是由可分泌滑液的滑液膜所形成的囊状构造，其外侧通常包围着网状血管群，主要分布在骨头和肌肉或肌腱之间、身体表面经常会摩擦到的地方，以及肌腱通过骨头突起处，例如肩膀、手肘、臀部和膝盖等，它们对附近经常滑动的肌肉和肌腱，在活动时可能发生的碰撞和压力提供了润滑缓冲的作用。另外还有些滑囊被称做“反应性滑囊”，与正常分布的生理性滑囊不同处在于，它们的分布没有固定的位置，只有在过度摩擦、受外力撞击或感染发炎时才会逐渐成形变大。

3. 什么是鹅足滑囊炎？

鹅足滑囊炎是发生于膝关节内侧以疼痛不适感为主要症状的慢性劳损性病变，是由于膝关节进行反复屈伸活动，导致股薄肌、缝匠肌和半腱肌肌腱组成的联合肌腱充血、水肿，或反复摩擦、挤压鹅足滑囊而导致的滑囊无菌性炎症。一般常见于中老年，往往合并有退行性膝关节炎，以及有粗厚大腿的肥胖患者。疼痛不适感常在上楼梯时加剧，以及弯曲、伸直膝盖时最为明显，而短暂休息后会改善。

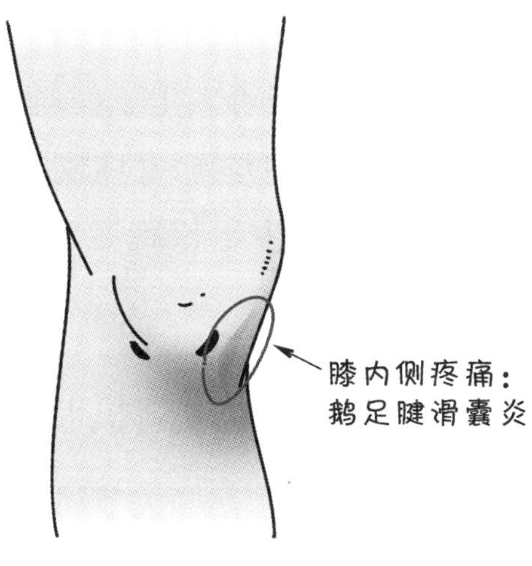

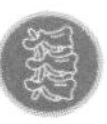

4. 为什么跑步会导致鹅足滑囊炎？

跑步怎么会导致鹅足滑囊炎呢？是因为大腿内侧三块肌肉半腱肌、缝匠肌，以及股薄肌合并的肌腱共同终止于上胫骨突起的内侧，它们所掌管的动作，就是大腿的内收与向内旋转等动作。

膝关节做屈、伸和旋转等动作过度，经反复、长期、持续的摩擦和压迫，使鹅足腱囊劳损导致炎症。

此外，跑步者跑步时脚踢、蹬之后，如果让鹅足部的肌肉在放松的状态下甩向空中，就会拉扯肌肉与肌腱。尤其是当脚在悬空时，如果膝盖下方出现旋转的动作，就容易使肌肉与肌腱受到拉扯，产生牵引压力。如果肌肉核心力量不足，臀髋部力量不足，或者柔韧性不佳，在跑步整个抬膝、触地和蹬伸的过程中，膝关节稳定性不好造成膝关节内扣，膝关节下胫骨过度扭转，这让膝关节内侧的鹅足腱囊在每次屈伸摩擦时候承受的额外摩擦和压迫力加大，更容易导致鹅足腱囊炎。

5. 鹅足滑囊炎好发于哪些人群？

鹅足滑囊炎可发生于任何年龄，但是通常发生于超重的中年女性。由于解剖差异，女性较男性更常见，可能与膝关节骨性关节炎相关。也发生于长跑运动员及从事打篮球等球类运动的运动员。

6. 鹅足滑囊炎的发病机制是什么？

鹅足滑囊炎，是膝关节周围滑囊渗出性炎症，可与骨性关节炎伴发，常由急性创伤或慢性劳损（过度使用）所致，易反复发作，影响患者生活质量。因长期、持续、反复、集中的摩擦和压迫，使滑囊壁发生充血、水肿、渗出、增生、粘连等一系列以循环障碍和供氧障碍为主要病理变化的无菌性炎症，导致滑膜内衬增厚，继而滑液形成过量，引起局部肿胀、疼痛，影响膝关节的活动。

7. 鹅足滑囊炎该如何诊断?

★膝关节内侧疼痛，晨轻夜重，膝关节活动受限，活动多时疼痛加重，休息后减轻，可有不同程度跛行，上楼梯或从坐位站立时尤为明显。当膝关节被动伸直、外翻、外旋时，疼痛加剧。

★当鹅足滑囊炎转为慢性，鹅足滑囊会发生钙化，患者膝关节内侧局部可稍有肿胀，皮温略升，有明显局限性压痛点，但多无明显外伤史。

★X 射线检查对本病可辅助诊断，并可排除其他膝关节病变。超声检查可以作为一种辅助手段来评估其他局部肿胀的原因，包括有无关节积液。磁共振成像(MRI)可能在评估膝关节病理和排除替代诊断方面是有用的。

8. 鹅足滑囊炎该如何治疗?

(1)一般处理　休息，停止运动，消除引起损伤的因素。休息和热敷可以缓解疼痛。

(2)药物治疗　可外涂或口服非甾体抗炎药(NSAID)，如扶他林。

(3)理疗　可选择超声波、中低频脉冲电等治疗促进消炎消肿。

(4)局部注射　对于尝试上述方法效果不明显、病情顽固者可

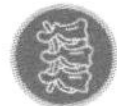

采用局部注射治疗。

(5)中医中药传统疗法　中药膏外敷、手法等。

(6)手术治疗　对于病程长、病情反复发作、疼痛症状明显、严重影响生活、保守治疗无效的患者,可选择手术切除鹅足滑囊。由于手术后仍有复发的可能,故一般症状不显著者不必手术治疗。

9.日常生活中该如何预防鹅足滑囊炎?

★日常生活中要保持良好的姿势,避免长时间下蹲动作,如洗衣、擦地、择菜等,避免长期负重,控制饮食,保持合适体重。

★运动前要做好热身准备,增加下肢的柔韧性和灵活性。运动中,要注意跑姿的调整,着地时膝盖方向要与脚尖一致。运动后要及时进行肌肉拉伸,使肌肉放松。

★患有扁平足、踇外翻等足部疾病的患者,需对其进行纠正,使用鞋垫或矫形器,以减轻足弓的压力。

(六)半月板损伤

1.什么是半月板?

半月板是镶嵌于膝关节股骨髁与胫骨平台之间类似垫片的一块半月形、截面呈三角形的纤维软骨,为匹配不规则的股骨髁和胫骨平台而生,内外侧各一个。内侧半月板呈“C”形,和内侧副韧带联系紧密,活动度较小;外侧半月板呈“O”形,和外侧副韧带没有直接相连,活动度较大。半月板可以起缓冲作用,从而防止关节面软骨受冲击造成的损伤。

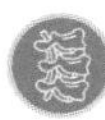

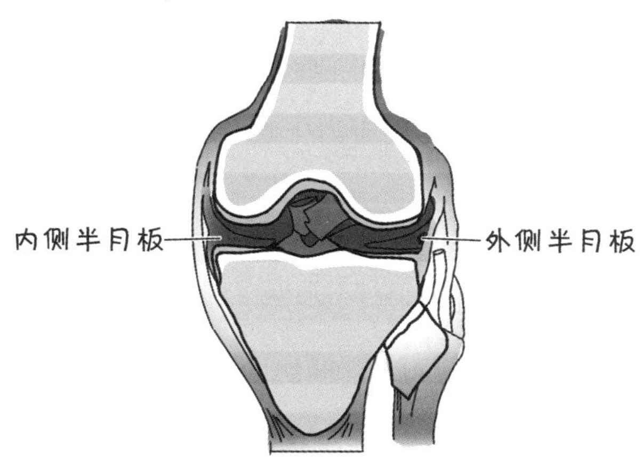

2. 半月板有什么功能?

半月板是膝关节极其重要的结构,增加了膝关节的稳定性和匹配性。首先半月板能加强股骨与胫骨结合部的稳定性,分散承重,保护关节软骨,承担股骨于胫骨受力的60% ~70% 。其次半月板还具有缓冲震荡的作用,这点类似于汽车的减震装置。由于半月板的存在,使得膝关节满足了人体进行各种活动的需要。再次半月板可以协同膝关节的伸屈与旋转活动,膝关节伸直与屈曲时,它可以前后活动,膝关节旋转时,两个半月板一个向前,一个向后,同时旋转活动最容易使半月板发生破裂损伤。

3. 什么是半月板损伤?

半月板损伤是膝部常见的损伤之一,多见于青壮年,男性多于女性。半月板损伤可单独发生,也可伴发侧副韧带或交叉韧带撕裂。广义的半月板损伤的形式非常复杂,包含多种类型,包括半月板退变、半月板磨损、半月板挫伤和半月板撕裂。

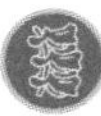

半月板急性撕裂最常发生于膝关节扭伤，半月板慢性退变相关的撕裂则可见于老年患者和一些中年患者，有的可能与急性损伤相关，但即使极轻微扭转或应力下也可发生，≥40 岁者中半月板撕裂的检出率约为 19%。

4. 导致半月板损伤的原因有哪些?

半月板损伤在诸如足球、篮球之类的接触性竞技运动非常常见。同时也常见于一些需要反复跳跃、急转急停、变线的运动，如网球、排球等。当人在跑步时突然改变方向，就有可能会发生半月板撕裂，并且通常伴随其他膝关节损伤，例如前交叉韧带（ACL）损伤、软骨损伤等。中老年体育爱好者更易出现半月板撕裂，因为半月板的主要成分是胶原，其强度会随着年龄的增长而减弱，不少中老年人即使没有频繁运动，半月板也会逐渐退变，易于撕裂。65 岁以上的人群中有 40% 以上的人有半月板损伤。

5. 半月板撕裂和损伤有什么区别?

撕裂（tear）和损伤（injury）的关系是：撕裂包含于损伤内，损伤是比较笼统的称谓。损伤不一定会有撕裂，例如磨损是损伤，而不是撕裂。而撕裂则是顾名思义，裂开来了。

半月板撕裂按形态可分为纵裂、水平裂、放射裂、瓣状裂、复杂裂、半月板囊肿，以及根部损伤和桶柄状撕裂这两种特殊类型。

6. 半月板损伤的临床表现有哪些?

★多见于青壮年、运动员、体力劳动者（如矿工），男性多于女性。

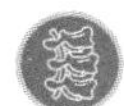

★半月板最常见的损伤是撕裂伤,半月板最常见的损伤部位在后角,最常见的撕裂方式为纵行撕裂。

★外侧半月板撕裂常伴发急性前交叉韧带损伤,内侧半月板撕裂常伴发慢性前交叉韧带撕裂。

★半数以上的病例有膝关节扭伤史,伴有膝关节肿胀、疼痛和功能障碍。

★部分患者由于半月板被嵌夹住和突然疼痛,引起股四头肌反射性抑制,发生膝关节松动或膝软。

★部分患者出现"绞锁"现象,由半月板部分撕裂所致,常常是撕裂的桶柄部分夹在股骨髁前面,膝关节突然不能伸直,但常可屈曲,自行或他人协助将患肢在膝旋转摇摆后,突然弹响或弹跳,然后恢复,即"解锁"。

★久病者患肢肌肉萎缩,特别是股四头肌逐渐萎缩。股四头肌萎缩系由于疼痛限制膝部活动,特别是伸直受限时萎缩明显,这种萎缩在股内侧肌最易看到。

7. 半月板损伤的辅助检查有哪些?

(1)X 射线检查　X 射线检查并不能诊断半月板撕裂,但可以排除骨软骨游离体、剥脱性骨软骨炎以及其他疑似半月板损伤的病理改变。X 射线检查还可以了解骨性关节炎的严重程度,有助于选择治疗方案。如骨关节炎较严重的膝关节一般不宜手术。

(2)MRI 检查　MRI 检查半月板损伤的确诊率可达 90% ~ 95%,特别是急性期。在 MRI 上,正常半月板都是低信号的结构,如果半月板内有与关节相通的高信号征象,可能是半月板损伤的表现。建议外伤后膝关节肿胀患者早期行 MRI 检查,及早发现

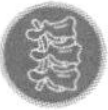

半月板损伤，为修复半月板创造条件。

（3）膝关节镜　对半月板损伤有较高的诊断准确率，可直观地了解半月板损伤的类型。关节镜技术不仅可用于诊断，还可以进行手术操作，如活组织检查和半月板修复及部分切除术。

8. 半月板损伤的常见体格检查有哪些？

（1）麦氏试验（McMurray's 试验）　又称半月板旋转挤压试验，是检查半月板有无损伤最常用的方法。

患者仰卧，患膝完全屈曲，检查者一只手放在关节间隙处作触诊，另一只手握住足跟后，在对膝关节联合施加外旋和外翻应力的同时，逐渐伸直膝关节，出现疼痛、弹动感或咔嗒声提示外侧半月板撕裂。同理，检查内侧半月板撕裂时需联合施加内旋和内翻应力。

若在关节完全屈曲位下听得响声，表示半月板后角损伤；关节伸到90°左右时才发出响声，表示为体部损伤。再在维持旋转位置下逐渐伸直至微屈位，此时听得响声，表示可能有半月板前角损伤。

McMurray 试验阳性，弹响位于间隙是半月板撕裂的辅助证据，但该试验阴性也不能排除半月板撕裂（敏感性 70%，特异性 71%）。

（2）研磨试验（Apley's test）　患者俯卧屈膝 90°，检查者将患者小腿用力下压，做内旋和外旋运动，使股骨与胫骨关节面之间发生摩擦，若外旋产生疼痛，提示为内侧半月板损伤。此后将小腿上提，并做内旋和外旋运动，如外旋时引起疼痛，提示为内侧副韧带损伤（敏感性 60%，特异性 70%）。

（3）被动过伸和过屈痛　做过伸试验时，一只手托足跟，另一只手置于胫骨上端前方向后压；做过屈试验时一只手持踝部，用力后推，使足跟尽量靠近臀部。

此试验还可将足控制在外或内旋位检查，如出现疼痛，提示可能分别为半月板前角或后角损伤。

（4）蹲走试验　主要用来检查半月板后角有无损伤。嘱患者蹲下走鸭步，并不时变换方向，或左或右。

如果患者能很好地完成这些动作，可以除外半月板后角损伤。如果因为疼痛不能充分屈曲膝关节，蹲走时出现响声及膝部疼痛不适，视为阳性结果。

半月板后角破裂病例在蹲走时弹响声是很明显的。本试验仅适用于检查青少年患者，特别适用于大规模体检时检查半月板有无损伤。

9. 如何治疗半月板损伤？要不要做手术？

半月板损伤的治疗取决于损伤的类型、撕裂的大小和位置。决定治疗方案的其他因素包括年龄、健康状况、活动水平和其他合并疾病。按照半月板的血管分布，半月板的外侧三分之一通常被称为“红区”，具有良好的血液供应，如果撕裂很小，有时可以自行愈合，不一定需要手术治疗。半月板中间三分之一被称为“红-白区”，有部分血供，自愈潜力较小。而半月板内侧三分之一，称为“白区”，几乎没用血供，该区域的撕裂将无法自行愈合。

并非所有的半月板撕裂都需要手术。有时我们拿到磁共振报告会看到半月板损伤Ⅰ度、Ⅱ度、Ⅲ度的字眼，通常而言，只要影像诊断正确，只有到了Ⅲ度才需要进行手术，Ⅰ度、Ⅱ度可以继续随

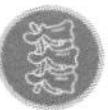

访。但是有时报告带有一定主观性，并不一定准确，通常需要临床医师结合症状进行综合考虑。

从临床医生角度而言，应仔细地体格检查和认真地读片，判断疼痛是否与半月板损伤有关，是否合并其他损伤。如果撕裂范围大、半月板不稳定、有绞锁或弹响等机械性卡压症状，患者症状明显，影响生活和运动，有潜在的软骨和韧带损伤，则会建议行关节镜微创手术治疗，修复受损半月板。

10. 半月板损伤不做手术会怎么样？

半月板损伤的预后由半月板损伤的大小、位置、形态等具体情况决定。如果损伤的半月板不稳定，长期而言不仅会有症状，还会使患者丧失一定的肢体功能和运动能力，而且还会日益加重，继而磨损附近的软骨组织，导致膝关节骨关节炎的提前发生。某些特殊的损伤，例如盘状半月板损伤、桶柄状撕裂、根部损伤需要尽早进行手术治疗，如果一直拖延，会对膝关节软骨造成继发损伤。大面积的软骨损伤往往是不可逆转的，一旦骨关节炎（俗话说膝关节长骨刺了）发生，意味着膝关节进入“报废阶段”，这个阶段进展可快可慢，症状时好时坏，患者在此过程中倍受疼痛和功能障碍的煎熬。

反之，如果患者的半月板损伤程度不大，膝关节没有发生绞锁、痛性弹响、反复肿胀疼痛等情况，且患者本人对自己的运动能力和生活质量满意，则通过非手术治疗就足够了。每年复查一次MRI，并与主诊医生保持联系。

11. 急性半月板损伤的保守治疗方法有哪些?

(1)基础治疗　①休息,如果膝盖疼痛,应制动休息,避免引起疼痛的活动,扶拐走路,减轻患膝压力。②冰敷,可有效减轻疼痛和肿胀。每次 15 ~20 分钟,每天 4 次,直到疼痛和肿胀等症状消失。③加压包扎,可以对肿胀的膝盖用弹性绷带进行加压包扎,消肿止痛,注意不要包得太紧。④抬高患肢,坐下或躺下时,在脚跟下用枕头抬高患肢,促进血液回流。⑤日常活动中佩戴膝关节支具,保护关节稳定性,避免再次受伤。支具需在医生指导下购买。

(2)口服非甾体抗炎药(NSAID)　例如塞来昔布、洛索洛芬钠、布洛芬等药物,足量服用,坚持服用 2 周。传统民间观点认为止痛药对身体不好,不能多吃。事实上,这些药物通过抑制炎症达到镇痛目的,同时可以消除肿胀,不会成瘾。短期服用 1 个月也是比较安全的。但是,这类药物类别较多,有些可能会有副作用,需在医生指导下使用。

(3)外用药物　如果症状不重,疼痛表浅,也可考虑使用非甾体抗炎药的外用制剂,如氟比洛芬凝胶贴、双氯芬酸乳膏、酮洛芬凝胶等,这类药的缺点是需要反复涂擦,且只能作用局部,对较深的组织无法穿透,对多个部位疼痛者来说使用起来较为麻烦。

(4)穿刺抽液和封闭治疗　如果急性期疼痛较重,且膝关节内大量积液,可以考虑进行膝关节穿刺抽液和封闭治疗,对改善症状有较大帮助。

12. 半月板损伤术后恢复需要多久?

半月板术后即可开始逐渐进行相应的运动康复和物理治

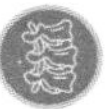

疗，从非负重到负重，从被动至主动，同时加强力量和拉伸训练。如果需要重新开始高强度体育运动，还需要进行运动前的评估以及制订相应的康复计划。术后膝关节肿胀和疼痛是正常的情况，切记不要热敷或用过热的水洗澡，会加重膝关节肿痛的症状。

对于半月板成形的患者，术后第二天即可下地行走，多数情况下无须扶拐。如果觉得不那么好走，可以在行走时使用登山杖辅助。伤口愈合后就可以开始游泳，1个月后开始慢跑和骑自行车。

对于半月板缝合修复的患者，术后第二天扶拐下地行走，并佩戴膝关节支具保持膝盖稳定，术后2周逐渐可以部分负重行走，术后4~6周时可以脱拐，3个月后开始慢跑和骑自行车。

13. 如何预防半月板损伤?

半月板损伤很难预防，因为它们通常是意外造成的。但是一些预防措施可能会降低膝盖受伤的风险。

★定期锻炼以保持大腿肌肉强壮。

★参加运动前要热身，做完运动后要拉伸。

★两次运动之间要有充足的休息时间，人体过于疲劳会增加受伤的风险。

★确保运动时穿着正确合脚的鞋子，鞋底要有足够的缓冲能力。

★保持身体和四肢的灵活性。

★切勿突然增加锻炼强度和难度，循序渐进，不要过于勉强自己。

★运动员尽可能不要带伤上阵。

七、足踝部疾病

（一）踝关节扭伤

1. 什么是踝关节扭伤？

踝关节是全身最大的负重关节，与下肢其他两大承重关节髋、膝关节相比要更加灵活，但也更加薄弱，所以踝关节扭伤在运动与生活之中是最常发生的，其中又以内翻扭伤导致的踝关节外侧损伤最为多见，约占 85%。其伤病机制在于：急性外侧踝关节扭伤（LAS）是足部内旋时，引起足底朝向另一只脚的一种反向扭伤。这类损伤通常导致踝关节外侧韧带损伤，受损韧带通常包括三条：距腓前韧带、距腓后韧带、跟腓韧带。踝关节扭伤是最常见的运动伤病，经常发生在优势腿的一侧，很容易出现在如打篮球、踢足球、跑步等，需要奔跑、平衡、变向和急停的运动中。

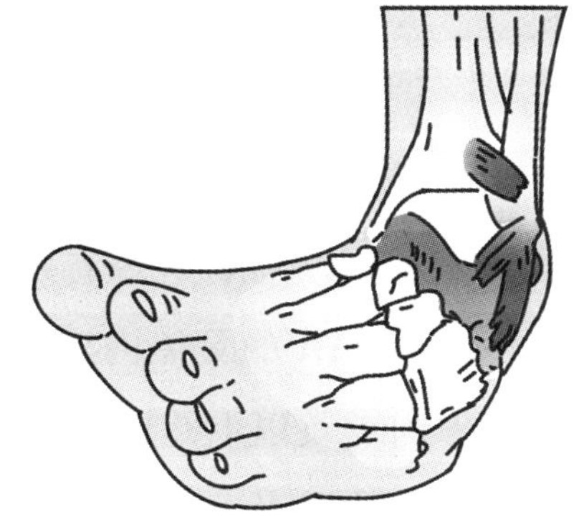

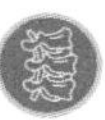

2. 踝关节扭伤后有什么临床表现?

踝关节扭伤后,伤者通常会描述为脚踝产生“滚动”。根据扭伤的程度不同,临床表现可能有肿胀、疼痛、淤青、感受神经受损、无法正常负重、关节不稳定等。

3. 踝关节扭伤根据关节扭伤程度可分为几级?

一级(轻度):距腓前韧带轻微拉伤,另外两条韧带通常无恙。部分韧带拉伤,但并不影响正常步行,有轻微的肿胀和极少的功能损失。

二级(中度):距腓前韧带完全撕裂,并伴随跟腓韧带部分撕裂。无法提起脚尖,并产生跛行,关节活动范围由于肿胀和疼痛受限。

三级(严重):距腓前韧带和跟腓韧带完全撕裂,并伴随部分距腓后韧带的损伤。初期会完全丧失关节活动能力,且无法负重。

4. 踝关节扭伤后应该如何准确诊断?

急性踝关节扭伤 1 周内,推荐应用渥太华原则(Otawa ankle rules,OAR)以判断是否有踝足部骨折的可能,是否需要进行影像学检查。OAR 的具体内容如下。

★内踝及以上 6 厘米范围是否存在骨性压痛。

★外踝及以上 6 厘米范围是否存在骨性压痛。

★足舟骨是否存在骨性压痛。

★第五跖骨基底是否存在骨性压痛。

★是否能负重步行至少 4 步。

如需判断韧带的损伤程度,MRI 是更加准确而可靠的方法。

5. 如发生急性踝关节扭伤应如何正确处理?

处理急性踝关节扭伤时应遵循的治疗原则:POLICE(同时强调早期活动)。

(1)Protect　保护。防止受伤处再受创,在急性损伤后的初期应当尽可能保护受损的部位,避免情况的恶化。保护并非一味地休息,应该合理地进行轻柔的活动。在活动过程中,依旧要对受损组织进行保护。

(2)Optimal loading　适当负重。康复应该是在受伤后立刻开始,一味地僵坐不动不仅不利于恢复,而且会有很多问题。在踝关节扭伤后,有些患者经常会在今后的运动生活中出现习惯性扭脚,就是因为扭伤后一味地休息,导致踝关节的肌张力不平衡,进而产生更多的问题。所以在受伤后适当地保持轻柔、舒缓的活动是有好处的,也是非常有必要的。

(3)Ice　冰敷。受伤后禁止使用外用药物以及热敷,应该立刻冰敷,可以帮助控制受损组织的肿胀、炎症,很大程度上减轻疼痛。值得注意的是,一般单次冰敷以 15 ~ 20 分钟为宜,两次之间至少间隔 2 小时,过长时间的冰敷反而有碍恢复。

(4)Compression　加压包扎。同时与冰敷结合,将冰袋绑在患处,捆绑的时候稍用力。

(5)Elevation　抬高患肢。平卧位时尽量抬高患肢,抬高的高度至少超过心脏水平,以加速血液和淋巴液回流,更快恢复。

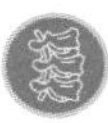

6. 中医对踝关节扭伤有什么特色疗法?

踝关节扭伤在中医骨伤中属于“筋伤病变”的范畴,踝关节扭伤后气滞血瘀,瘀血凝滞体内,出现经络闭阻,气血运行不利,进一步加重踝关节周围软组织筋脉失养的程度,出现局部软组织肿胀、疼痛伴随活动受限等临床症状。中医手法特色治疗如按揉、推、拔伸、摇等操作,可以舒筋活络、活血止痛、滑利关节,有效改善患者临床症状,改善踝关节功能。

7. 踝关节扭伤需要手术治疗吗?

手术治疗虽然预后佳,但不作为首选。除非是存在慢性踝关节不稳且保守治疗无效;对于职业运动员,可选择手术治疗以确保更快恢复,重返赛场。

有研究显示,手术治疗和非手术治疗的预后类似,75% ~ 100% 的患者都有良好的治疗效果。踝关节不稳、肿痛、僵直,肌力下降等后遗症发生率相似,因此主张对急性损伤实施非手术治疗,非手术治疗花费更低,并发症更少,并且有同样良好的治疗效果。此外,后遗问题经后期手术修复重建,仍然有较好的效果。

8. 踝关节扭伤后会有后遗症吗?

如果在踝关节扭伤的初期失治、误治或保养失当,有可能出现长期踝部肿胀、疼痛、关节活动受限、易反复扭伤等症状,阴雨及寒冷时症状更显著,从而严重影响日常生活和工作。因此在踝关节扭伤初期就要高度重视,防患于未然。

9. 踝关节扭伤患者应该如何进行功能锻炼?

第一阶段:急性期肿痛剧烈,应避免患肢活动,使用护具保护患肢。肿胀、疼痛减轻后尽早开始跖趾关节屈伸活动,在踝部肿痛进一步减轻后,应加强不负重的背伸、跖屈活动,活动强度应逐渐增加,至活动后无疼痛、肿胀,背屈接近正常。

第二阶段:进行踝关节内翻、外翻活动,配合踝关节肌群等长练习、足背伸抗阻练习、提踵训练、患肢单腿站立练习来逐渐恢复踝关节功能。同时开始练习负重和行走,逐渐过渡至跑步,然后做“8”字跑,进而训练跳跃,直至单足跳跃。整个阶段循序渐进,逐渐增加训练强度。开始时可佩戴护具,以防再次损伤,待肌力增强后再将护具去除。

10. 关于踝关节扭伤,人们有哪些错误的认识?

错误一:有些人不把崴脚当回事,甚至在崴脚之后自行掰弄脚骨,乃至刻意剧烈活动,抱着侥幸心理以为活动活动筋骨就行了。事实上,这种做法非常不恰当,这样做容易造成新的损伤。

正确的做法:立即停止一切活动,制动处理。

错误二:立即局部热敷。这是非常错误的!热敷会扩张血管,加速局部出血和肿胀。

正确的做法:立即冷敷,可用毛巾包裹冰袋,敷在受伤部位的皮肤表面,这样能很好地防止局部组织过度肿胀和减轻疼痛。在没有冰块的情况下,可以弄些冰棍或雪糕,弄碎后敷于伤处,同时尽快就医。

错误三:脚踝扭伤没必要到医院检查治疗。

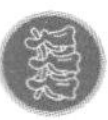

正确的做法:踝关节一旦发生扭伤需要引起高度重视,不要认为没什么事。扭伤的早期,很多人都觉得忍一忍就会好了。然而,这种做法并不可取,因为拖着拖着有可能将急性损伤拖成慢性疾病,影响功能恢复,甚至还会遗留部分残疾。

11. 踝关节扭伤后有什么注意事项?

★在损伤后72小时内必须避免的事项:在损伤的局部做任何形式的热疗,包括红外线照射(烤灯)、热敷膏剂、温泉热疗、蒸桑拿等。

★避免运动,同时要避免过度的酒精摄入。这些行为会导致出血、水肿和疼痛加重。

★活血化瘀的药物要适当延后使用。

★踝关节扭伤要认真对待,不正确的治疗及锻炼可能导致韧带松弛,为习惯性损伤埋下祸根。

所以,一旦发生踝关节扭伤,一定要及时进行专业的干预治疗,不要让所谓的经验疗法成为“脚踝杀手”!

(二)跟痛症与足底筋膜炎

1. 什么是跟痛症?

跟痛症是以足跟部疼痛命名的疾病,是指由足跟部周围组织不同程度的慢性劳损所引起的以疼痛及行走困难为主症状的疾病,常伴有跟骨结节部骨刺形成。而足底筋膜炎是引起足跟痛最常见的原因。足底筋膜炎可见于各种人群,主要包括长期站立的人,如运动员、长跑者、体重指数(BMI)大于30 kg/m^2 者、糖尿病患者和老年人。

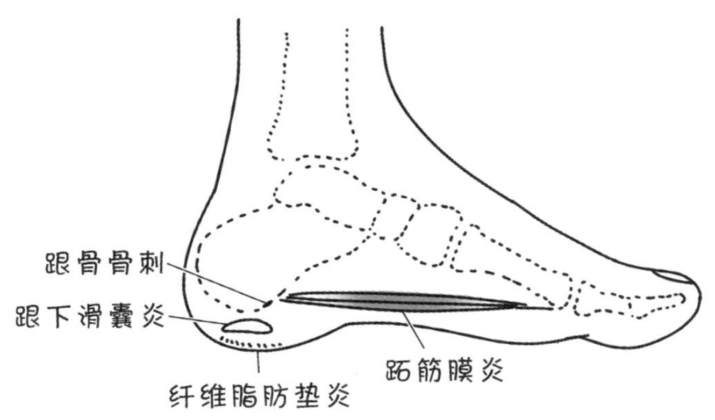

2. 什么是足底筋膜炎?

足底筋膜炎(plantar fasciitis,PF)是由过度运动、足弓异常、肥胖、跟腱挛缩等多种因素诱发的足底筋膜慢性损伤。足跟着地时反复的高张力刺激在足底筋膜的起点造成轻微的撕裂、囊腔状的退行性改变,在足底筋膜跟骨结节附着处发生慢性纤维组织炎症。其损伤的机制是足弓结构或力学异常引起足底筋膜跟骨止点的反复微损伤所引起的无菌性炎性反应。

3. 足底筋膜炎的发生有哪些常见的诱因?

(1)年龄因素　随着年龄的增加,人体几乎所有的结缔组织都会因为有机物的流失而萎缩、退化、失去弹性,足底筋膜也是如此。对于40岁以上者,足底筋膜柔韧性的缺失会使其在反复伸缩过程中更加易于受伤,进而引发无菌性炎症。

(2)性别因素　有研究表明,女性患上足底筋膜炎的概率要高于男性,这主要与女性趾、小腿、膝关节等运动链上一系列肌肉的离心收缩力量弱,以及神经肌肉协调性差有关,所以女性的足底筋

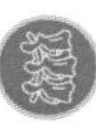

膜承受了更多的冲击力量，更加易于受伤。

（3）肥胖因素　研究表明，肥胖与足底筋膜炎具有较高相关性。肥胖者的体重较重，在运动中使足底筋膜承受更多的应力，受伤的概率自然会更高。

（4）踝关节因素　踝关节背屈受限者常常存在下肢运动链的紊乱，并伴有足旋前、膝外翻、股骨内旋等问题。这些问题会使下肢运动功能紊乱，本应由其他运动器官承担的运动功能无法得到发挥，使足底被迫承受更多不正常的应力。

（5）运动因素　不当的跑步和行走动作会让人体神经肌肉功能紊乱，各个运动器官的功能无法得到正常发挥。作为最底部的、直接与地面接触的足底筋膜难免要受累。

（6）长期劳累　久站、长时间行走、长跑等运动会让足底乃至整个下肢的肌肉疲惫无力，使足底筋膜处于长期被动伸展状态，发生损伤的可能性大增。除此之外，长时间穿着不合脚的鞋也会让足底筋膜受累。

4. 足底筋膜炎患者有什么临床症状?

患者常因足跟持续疼痛数月或数年，疼痛呈搏动性、灼热感、刺痛，用力时疼痛加重来医院就诊。特别是在早晨起来或经过一段长时间的站立时疼痛明显。足跟痛往往在稍微活动、按摩或休息后会减轻或者消失，但长时间步行或久站则疼痛又加剧。

5. 足底筋膜炎该如何诊断?

当患者足跟出现疼痛时，除了上述所描述的临床症状，为了诊断是否为足底筋膜炎，医生会使用触诊，确认痛点是否在足跟或足跟内缘。进一步的检查方式为超声与 X 射线检查，超声可显示足底筋膜状况，若有足底筋膜炎征兆，足底筋膜会有增厚的情况；X 射线检查可用于观察足部骨骼结构，明确痛感是否来自骨骼或关节，以确诊足底筋膜炎。

6. 足底筋膜炎应该与哪些疾病进行鉴别？

（1）足底脂肪垫炎（战壕足）　本病痛点局限于足后跟部，与走路多、负重、体质下降、近期体重明显增加、鞋底薄有关。多见于喜欢穿薄的硬底鞋的妇女。特点：坐一会儿突然站起时或睡醒起床时足部着地疼痛明显，活动一会儿会明显减轻。

（2）跟腱炎　足跟部上方的、内部的疼痛、酸痛、压痛、僵硬，活动后加剧。它可能发生在跟腱的任何一区域，痛感通常会在清晨或者剧烈运动后的休息期间发作。肌腱两端受到挤压时会有强烈疼痛或者压痛。当病变恶化，肌腱会肿大，在病变区域出现结节。

（3）跟腱周围炎　患者活动后感到小腿发紧、疼痛，有时在起跳或落地、站立时小腿后侧疼痛，重者在行走时就有小腿疼痛。跟腱周围有压痛，痛点不集中，可触到硬结或条索状肌束，此处多有明显压痛。急性炎症时，手握患者跟腱两侧，踝关节过度伸屈，可感到腱周围有摩擦感，如同手中握雪一样，此时伴有疼痛。晚期由于周围组织增生粘连，可感到跟腱增粗，用手触摸小腿三头肌发僵、紧张。

（4）跟骨滑囊炎　早期在足跟的后上方只见到一个小的、质硬、有压痛的红斑，患者常在此处贴上胶布以减轻鞋的压迫。当发炎的滑囊增大时，在跟腱上就出现一个疼痛的红色肿块，红、肿、热、痛症状明显。受患者所穿鞋型影响，有时肿胀扩展到跟腱的两

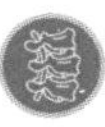

侧。慢性病例的滑囊形成永久性纤维化。

（5）Haglund 畸形　跟骨结节后上方出现的慢性疼痛性骨性突起，称为 Haglund 畸形。最早由瑞典骨科医生 Patrick Haglund 于 1928 年提出，认为是异常的跟骨后上突与跟腱下滑囊和跟腱组织机械性撞击引起的后足疼痛。Haglund 畸形可引起跟骨后滑囊和跟腱止点的撞击，导致跟骨后滑囊、跟腱皮下滑囊、跟骨后方骨质及跟腱止点的磨损，从而出现持续性跟骨后上方偏外侧的肿痛。

（6）跟骨高压症　在跟骨的内侧、外侧、跖侧均有压痛和叩击痛。跟痛以晨间下地负重时最明显，并有明显的静息痛或静息时跟骨酸胀感；跟骨压痛广泛，无固定压痛点；发病早期患肢抬高休息可使跟痛减轻或消失。患者多为中老年人。

（7）跗骨窦综合征　70% 以上是由踝关节损伤引起，临床主要症状是足外侧部持续疼痛、压痛；跗骨窦区有锐性压痛；足后跟部稳定性较差。跗骨窦区疼痛，足旋后或内收时加重。行走时局部疼痛，患者有恐惧感，尤其在不平的路面行走时。大部分患者伴有行走时足踝部打软症状，但无机械性不稳。

（8）平足症　指足内侧纵弓平坦，负重力线不正常，出现疲乏或疼痛症状的足扁平畸形。踝关节前内侧疼痛，长时间站立或步行加重，休息减轻，以足舟骨结节处为甚。症状严重时步履艰难，双足跟腱呈八字形。

7. 足底筋膜炎该怎么治疗？

足底筋膜炎不同阶段的患者治疗也不相同，但主要通过三部曲来解决：初期急性阶段以应用消炎止痛药物、休息、泡脚、冷敷、热敷、拉伸等自我锻炼为主；缓慢发展阶段以局部注射、冲击波等康复理疗手段为主;迁延挛缩阶段就需要微创手术,一次彻底松解。

如果足底筋膜炎保守治疗6个月仍无效,临床称为顽固性足底筋膜炎,需要外科手术干预。

手术方式以开放、经皮或关节镜下足底筋膜切除与腓肠肌松解术为主要术式,主要是基于缓解足底筋膜处的张力和超负荷。

8. 中医治疗足底筋膜炎有什么特色疗法?

(1)中药外治　足底筋膜炎归属于"痹证",风寒湿邪痹阻经络,气滞血瘀,不通则痛,故中医外治法应以温经散寒、活血化瘀、通络止痛为主要原则。可使用中药封包热敷、中药外用熏洗治疗,以改善足跟微循环,加快炎症消退,促进局部组织修复。

(2)中药内治　本病归属于中医学"痹证"范畴,其病机为肝肾亏虚,筋骨失养,复感风寒湿邪或因慢性劳损,伤及筋骨,导致气滞血瘀,经络闭阻,不通则痛。本病治疗上应标本兼治,以滋补肝肾、壮骨荣筋治其本,祛风除湿、活血化瘀、通络止痛治其标。

(3)手法治疗　包括关节松动和软组织松解手法,以改善足跟痛、足底筋膜炎患者的相关下肢关节活动度和小腿柔韧性,以减轻疼痛和改善功能。

9. 足底筋膜炎患者该如何进行康复训练?

(1)足底筋膜伸展训练　坐在地面或者椅子上,用手抓住脚趾向上、向后牵拉,直到感觉足底被牵拉开,感到舒服。维持该姿势15~30秒,然后放松。重复该动作5次为一组,每天进行3组训练。

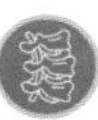

（2）滚瓶训练　使用装满水的矿泉水瓶或者粗棍子作为辅助。练习时患脚赤脚踩在有轻度弧度的瓶上，前后来回滚动，动作要慢，让足底充分舒展。3～5 分钟为一组，每天进行 2 组训练。

（3）毛巾牵拉训练　患者坐在地面上，将患腿伸向前方。将一块毛巾套在脚上，往身体方向牵拉脚趾，保持膝关节伸直，能够感到小腿后方有牵拉感，整个足底被充分牵拉开。维持该动作 15～30 秒，然后放松，整个牵拉过程要轻慢，避免发生疼痛。重复该动作 3 次为一组，每天进行 2 组训练。

10. 如何预防足底筋膜炎？

足底筋膜炎的预防，关键在于减少足部负担及舒缓足底筋膜。具体做法有以下几种。

★选择合适的鞋子与鞋垫，须完整包覆足部。

★先天性结构异常者，可向医生咨询后穿着矫正鞋。

★减少长时间站立或行走，如跑马拉松、登山。

★减少对足部高冲击的运动，例如打排球、篮球。

★避免提重物。

★运动前应妥善热身。

★避免运动过度，运动后可冰敷脚跟。

★控制体重。

（三）踇外翻

1. 什么是踇外翻？

踇外翻是指踇趾在第 1 跖趾关节处向外侧过度偏斜移位，超

过正常生理范围的一种前足畸形，俗称为“大脚骨”。踇外翻是一种常见的前足畸形，发病率为 23.0% ~35.7%，一般呈对称性发生。主要表现为踇趾的跖趾关节全或半脱位，内侧关节囊红肿、疼痛，伴或不伴胼胝体形成。常伴发胼胝性跖痛及锤状趾。有人可能会想，明明看起来踇趾是往内，怎么就叫踇外翻呢？其实，这个内、外是按解剖学方位来定义的。按人体解剖方位，把靠近身体正中面（把身体分为左、右对称的平面）的称为内侧，相对远离身体正中面的为外侧。踇趾是往小脚趾（外）的方向倾斜，因此称为踇外翻。目前诊断踇外翻主要依靠临床查体及足部 X 射线正位片，评价第一跖骨与趾骨及第一、二跖骨的位置结构改变。多数学者将踇外翻畸形定义为第一、二跖骨间角≥9°，或踇外翻角≥15°，以及有较明显踇外翻畸形，或伴有踇囊炎者。因此，通常患者踇趾下侧的骨头会比常人更加突起，且伴有踇趾向第二趾偏移的情况，严重的踇外翻会出现踇趾和第二趾重叠的情况。当踇外翻角度大于 15°时就说明踇外翻已经“找上门”了。

2. 踇外翻是如何形成的?

（1）遗传与性别因素　踇外翻是一种具有遗传倾向的疾病，有一半的踇外翻患者有家族史。如 Down 综合征（唐氏综合征）、Ehlers-Danlos 综合征（先天性结缔组织发育不全综合征）、Marfan 综合征（马方综合征）等疾病引起韧带松弛，从而发生足部生物力学结构的改变。在同等遗传条件下，女性足部韧带较男性弱，更容易发生踇外翻，男女患病比例约为 1∶3。

（2）穿鞋不当　除了遗传，穿鞋不当也是最主要的因素之

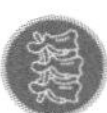

一，穿过窄、过小的尖头高跟鞋最伤脚。当女性穿上高跟鞋时，足趾在鞋内受到明显挤压，长此以往造成踇趾内侧韧带组织的松弛、关节半脱位。

（3）系统性关节病　一些全身性疾病对局部的一些影响，如类风湿关节炎、痛风性关节炎等病变破坏了足部软组织及骨关节的正常平衡结构。尤其是类风湿关节炎，常因关节破坏形成向外半脱位，呈踇外翻畸形。

（4）足的某些结构异常　如前足或踇趾旋前、第一跖骨圆形的跖骨头、扁平足、第一跖骨过长、第一跖骨内翻等都成为踇外翻发生的内在原因。

（5）脑瘫等神经肌肉性病变　引起足部肌力不平衡，也可产生踇外翻。

（6）外力因素　人和动物很重要的区别是能够直立行走。双足支撑人体完成了各种活动，但在此过程中，足受到大量应力的作用。足结构的改变使作用在踇趾的应力不平衡，导致踇外翻的发生。所以，外力是踇外翻发生的外因。

3. 踇外翻发生后有哪些影响?

（1）影响外观　踇外翻的患者会出现大脚趾偏向内侧的现象，所以会直接影响外观，可能对患者的形象以及心理造成一定的负面影响。比如很多明星，就因为踇外翻的问题，被粉丝们吐槽。

（2）诱发创伤性足部疾病　踇外翻的情况如果比较严重，持续的时间比较长，患者长时间走路很容易引起踇囊炎、老茧、鸡眼和关节炎等一系列的并发症，部分人甚至因为并发症的疼痛而无法穿鞋和正常走路。

(3)影响走路的姿势　当踇外翻引发踇趾部位疼痛的症状时,会影响平时的负重功能,在负重走路的过程中症状容易加重,会直接影响走路的姿势,比如出现疼痛步态。

(4)疼痛　踇外翻的疼痛通常位于踇囊,有些患者还伴有皮肤红肿以及软组织肿大。疼痛往往在休息后缓解,或是在换宽松的运动鞋或拖鞋后缓解。

(5)穿鞋困难　穿鞋困难是踇外翻畸形的另一个主要问题。因踇趾畸形,可能无法穿市面上的任何成品鞋,足内侧的巨大突起在每天行走较多后,出现严重疼痛、红肿以及酸胀。

另外,踇外翻很多时候不仅仅是一个单独的存在,它还常常和扁平足以及足跟内翻同时发生,三者之间“相互促进”“共同发展”,一起破坏人体的稳定性,造成更严重的整体慢性伤害!

踇外翻表现为踇趾向外偏斜,最常造成的问题包括疼痛和穿鞋困难,严重时还可以引发关节炎,造成踇趾、跖趾关节的退行性改变。此外,踇外翻还可能引发第二趾或第三趾的畸形、脱位与疼痛,以及第二趾下方的疼痛性茧子等。

4. 如何判断自己是否得了踇外翻?

正常人足的第一趾轴线与足的第一跖骨轴线,两者之间的夹角在0°~15°。在这里,教大家一个自测法:首先用笔在脚掌四周画出脚形,再用标尺在踇跖趾关节最突出部位和踇趾尖画一条线,然后在踇跖趾关节最突出部位和脚跟中心点连一条线,当两条线的相交角度大于15°时,就有很大的可能是踇外翻。

5. 踇外翻的非手术治疗方法有哪些?

(1)鞋子的选择　首先,选择宽松甚至露趾的鞋子。宽松的鞋

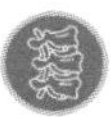

子可减少对前足的挤压及骨突的摩擦，在购买鞋子时，可选比商家推荐尺码大半码到一码的鞋子。其次，鞋子应对前足没有挤压，踇趾内侧的骨突部位最好对应较软质地的材料。因此，理想的鞋子是慢跑鞋：具有柔软、厚实，有足弓支持的鞋垫（对地面冲击有较好的缓冲）；具有硬实、强韧的鞋底（使推进有力）；鞋子前部最好有“摇椅”弧形设计（在行走过程中使鞋与地面的顺应性更强，减少前足关节的过度活动）。简言之，软垫、硬底、有“摇椅”、宽松的慢跑鞋。

（2）穿戴踇外翻护垫、分趾垫及夜间使用外展支具等踇外翻矫形器　这些矫形器可以在一定程度上矫正踇外翻，对于轻症患者是有所帮助的，但是不能从根本上解决问题。

（3）使用护具　对踇趾籽骨下或外侧足趾跖骨头下有疼痛者使用跖骨垫。对外侧的锤状趾，可穿用足趾套。

（4）拉伸锻炼　辅助踇趾外展肌肉的力量练习，以及踇收肌的拉伸放松。拉伸锻炼可帮助足趾和足部关节更好活动。

（5）冰敷患处　运动或行走后或者感觉疼痛时，用冷的凝胶袋、冰袋或冰冻蔬菜包冷敷踇外翻区域，持续 20 ~ 30 分钟。需在冰（或其他冰冷物品）和皮肤之间放一块薄毛巾。

（6）使用止痛药　对乙酰氨基酚、布洛芬、扶他林膏等药物可缓解疼痛。

6. 踇外翻一定需要手术吗？

不一定。任何手术都有其适应证及禁忌证。我们需要了解一下踇外翻手术的适应证，即保守治疗不能缓解疼痛等症状或畸形加重影响正常工作、生活，患者有手术治疗要求。如果您的脚通过以上保守治疗的方法，疼痛仍然无法缓解，甚至始终无法找到合适的鞋子来适应自己的脚，影响日常生活，可以考虑手术治疗，纠正畸形。对有些踇外翻患者是不太建议手术的，也就是专业人士所说的手术相对禁忌证：对于伴有韧带松弛或神经肌肉紊乱者，建议首选保守治疗，因为术后畸形复发风险很大；有不切实际的手术期望者和疑有神经精神障碍者应慎重手术。踇外翻手术绝对禁忌证：有一般外科手术禁忌证者；严重下肢动脉闭塞性疾病，或伴严重内科疾病不能耐受手术者；第一跖趾关节有骨关节病及活动性感染者；不能配合治疗或诊断不明确者。

7. 踇外翻术后如何进行正确的康复锻炼？

正确和规范的康复训练可预防畸形的复发和并发症的发生，应当引起高度重视。主要有以下几个方法。

★穿合适的鞋对预防踇外翻复发非常重要，选用鞋头较宽的鞋，鞋跟不宜太高。

★在两侧第一趾上套胶皮带，做左右相反方向牵引并维持5秒，每次5～10分钟，每天2～3次。

★将橡皮圈套在5个足趾上，尽力使足趾向外分开并维持此位置5秒，每次5分钟，每天2～3次。

★用布、橡胶或软木做成4个圆柱体，分别置于各趾之间，然后用手向内挤压，每次5～10分钟，每天做2～3次。

★对于术后胼胝体不能改善的患者，可以进行踝关节屈伸旋转、足趾向足掌部会聚、踩球或沙地、足跟走路等训练加强足部的内外肌力。

★对于足掌部疼痛的患者可使用特制的跖骨垫，再配合功能

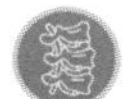

锻炼。

★转移性跖骨头下疼痛患者，加强足趾跖屈训练，如站立提踵、捡球及拾布练习等。

8. 在日常生活中如何纠正踇外翻？

以下是几个在日常生活中纠正踇外翻的小妙招。

（1）脚趾抓毛巾　脚趾抓毛巾，可以强化踇趾屈肌。每次抓毛巾时用脚趾发力，每组 15 次，练习 3 ~ 5 组。

（2）用脚趾比画“石头剪刀布”　用脚趾发力比画出“石头剪刀布”，每个动作保持几秒再换，重复练习几组。这样可以锻炼踇趾周边的肌肉，比如踇长伸肌、踇外展肌，以及踇长、短屈肌。

（3）按摩踇趾和第二趾区域　踇外翻会压缩这个区域，造成疼痛。经常按摩这个区域（脚背和脚底）可以缓解疼痛和阻止外翻。

八、骨质疏松

（一）骨质疏松症

1. 什么是骨质疏松症？

骨质疏松症是一种以骨量减低、骨组织微结构损坏，导致骨脆性增加，易发生骨折为特征的全身性骨病。骨质疏松症大体分为两类：一是基础病因不明的原发性骨质疏松症，二是基础病因明确的继发性骨质疏松症。随着人口老龄化的进展，骨质疏松症逐渐成为全球性的健康问题。

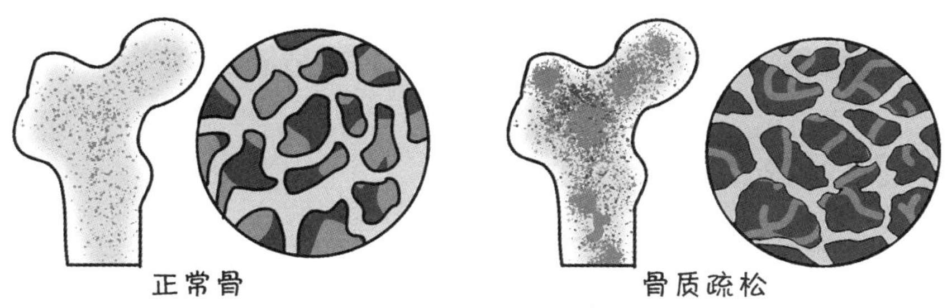

2. 原发性骨质疏松症发病因素有哪些？

原发性骨质疏松症中，有发生于绝经后女性的绝经后骨质疏松症和发生于老年人的老年性骨质疏松症。这两类对女性而言实

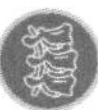

际上是不能明确分开的，故统称为退行性骨质疏松症。退行性骨质疏松症的病因目前尚未完全明了。其发病因素可能与性激素缺乏、钙缺乏、维生素D代谢异常等有关。

3. 继发性骨质疏松症发病因素有哪些？

（1）内分泌代谢疾病　甲状旁腺功能亢进、甲状腺功能亢进、甲状腺功能减退、皮质醇增多症、肾上腺皮质功能减退、性腺功能减退、非正常绝经、垂体功能减退、肢端肥大症、糖尿病、慢性肾病、慢性肝病。

（2）骨髓疾病　多发性骨髓瘤、白血病、转移瘤、淋巴瘤、贫血等。

（3）结缔组织病　红斑狼疮、类风湿关节炎等。

（4）营养因素　维生素C缺乏、维生素D缺乏、胃肠吸收功能障碍致钙/蛋白缺乏、微量元素缺乏。

（5）药物因素　糖皮质激素、肝素、抗惊厥药、抗癫痫药、免疫抑制剂、性腺功能抑制药。

（6）失用性因素　长期卧床、瘫痪、骨折后制动、航天失重等。

4. 骨质疏松症有哪些临床表现？

骨质疏松症初期通常没有明显的临床表现，常在发生脆性骨折后或者检测骨密度时才发现，因而被称为“寂静的疾病”。

骨质疏松症的典型临床表现为疼痛、脊柱变形和脆性骨折。

（1）疼痛　骨质疏松症患者可出现腰背疼痛或全身骨痛。疼痛通常在翻身时、起坐时及长时间行走后出现，夜间或负重活动时疼痛加重，并可能伴有肌肉痉挛，甚至活动受限。

（2）脊柱变形　可出现身高变矮、驼背、脊柱畸形、胸廓畸形等，甚至影响心肺功能，导致腹部脏器功能异常，引起便秘、腹痛、腹胀、食欲减低等不适。

（3）脆性骨折　骨质疏松性骨折属于脆性骨折，通常指在日常生活中受到轻微外力时发生的骨折，如从站立高度或者低于站立高度处跌倒或因其他日常活动而发生的骨折。骨折好发部位为胸椎、腰椎、髋部、肱骨近端、桡骨、尺骨远端等。骨质疏松性骨折发生后，再骨折的风险显著增加。

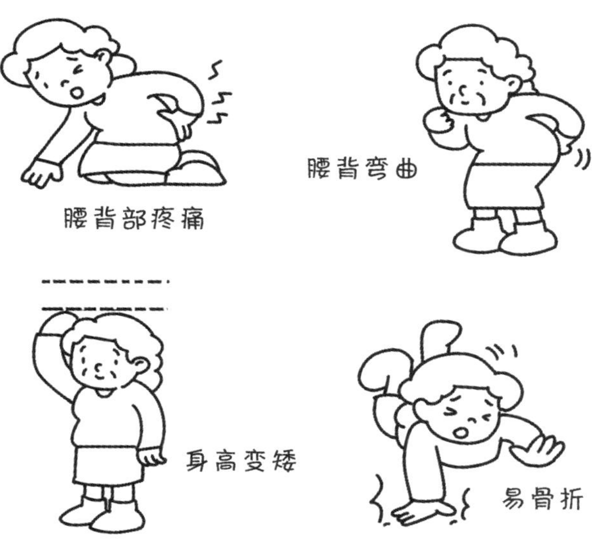

5. 长期规律补钙就一定能预防骨质疏松症吗？

缺钙只是骨质疏松症发病的一个原因，除此之外，骨质疏松症的发病还与人体骨量的多少有关。所谓骨量就是单位体积内骨组织（如钙、磷等矿物质）、骨基质（如骨胶原、蛋白质、无机盐等）的含量。骨量越多，则骨骼越强壮、坚硬，反之则骨骼会越来越脆，从

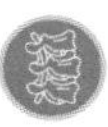

而容易断裂。

6. 低血钙就是得了骨质疏松症吗？

血钙水平与骨质疏松症是没有关系的。人体血钙水平取决于血钙的来源和血钙的去路。患者有肾脏疾病时，肾排泄钙增多，血钙可能下降。患者如果血钙的来源减少，例如钙的吸收减少，也有可能导致血钙的减少。同时，血钙的水平是由人体中甲状腺激素、降钙素等激素调节的。因此，血钙水平的高低不能成为诊断骨质疏松症的一个标准。

7. 长期吃钙片会不会得结石？

其实吃钙片与结石的产生没有关系，发生肾结石的原因不是因为钙太多，而是人体中钙代谢发生了紊乱，造成不正常的“钙搬家”。当钙代谢紊乱时，随着骨钙减少，而血钙和软组织中的钙却增加了，软组织中钙过多会导致患者形成结石。而长期补钙，可帮助血钙稳定，改善钙代谢，最终降低血钙和软组织中钙的含量，反而减少结石的发生。

8. 绝经后妇女该如何补钙？

女性绝经之后身体中的雌性激素会快速下降，骨代谢也容易出现失常，在此阶段应该大量补钙，防止出现骨质疏松的情况。

（1）合理饮食　①多食用钙质含量高的食物，如牛奶、酸奶、奶酪、泥鳅、河蚌、螺、虾米、小虾皮、海带、酥炸鱼、牡蛎、花生、芝麻酱、豆腐、松子、甘蓝菜、花椰菜、白菜、油菜等。②吃好早餐。人体早上对钙的吸收能力最强。③对含草酸多的蔬菜先焯水以破坏草酸，然后再烹调。如甘蓝菜、花椰菜、菠菜、苋菜、空心菜、芥菜、雪菜、竹笋等。

（2）多做体育运动　运动可使肌肉互相牵拉，强烈地刺激骨骼，加速血液循环和新陈代谢，减少钙质丢失，推迟骨骼老化，同时有利于人体对饮食中钙的吸收。

（3）多晒太阳　紫外线能够促进体内维生素 D 的合成，利于钙的吸收。但紫外线不能穿透玻璃，所以不能隔着玻璃晒太阳。或者使用 ZZ-2 紫外线治疗仪照射皮肤促进钙的吸收。

9. 预防骨折，不摔倒是重中之重，生活中我们该如何才能成为“不倒翁”？

★合理用药，包括镇静药、治疗高血压的药物，以及止痛剂等。

★浴室安装把手及防滑垫。

★避免使用可移动的地毯和垫子。

★保持走道通畅，避免放置可能导致磕绊的物件。

★在卧室及浴室使用夜灯。

★尽量避免走楼梯，必要时使用手杖和助行器。

10. 骨质疏松症的预防大于治疗，生活中该如何做来预防骨质疏松症？

骨质疏松症三级预防：从小开始，一直到老。

（1）一级预防　从儿童、少年、青年做起。

①多吃富含钙磷食品；②加强体育锻炼；③接受日光照射；④少吸烟、饮酒，减少咖啡、浓茶、碳酸饮料、糖、盐摄入；⑤动物蛋白适量摄入；⑥哺乳期不宜过长；⑦有遗传基因的高危人群早期随

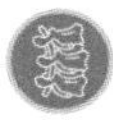

访、防治。

（2）二级预防　人到中年、绝经后。

①坚持长期预防性补钙；②补充固体骨肽制剂预防性干预；③补充活性维生素 D；④防治继发性骨质疏松症；⑤加强体育锻炼、接受日光照射、适量补充动物蛋白；⑥每年一次骨密度检查。

（3）三级预防　退行性骨质疏松症。

①抑制骨吸收：补充雌激素、钙；②促进骨形成：补充活性维生素 D；③应用固体骨肽制剂预防性干预；④防摔、防碰、防绊、防颠；⑤骨折后应积极手术，早期活动；⑥适当健身、接受日光照射、适量补充动物蛋白。

11. 骨质疏松症患者饮食有哪些禁忌？

（1）忌高盐饮食　骨质疏松症患者应尽量少吃盐分较高的食物，盐摄取过多会加剧钙质的流失，导致骨质疏松症加剧。

（2）忌高糖饮食　蛋糕、巧克力等甜食深受大众喜爱，但甜食含糖量高，摄入过多会影响钙质的吸收，间接导致骨质疏松症。所以，骨质疏松症患者平日里不宜摄入过多的高糖食物，对病情不利。

（3）忌过量摄入蛋白质　蛋白质是人体必需的营养物质，适量地摄入蛋白质能维持人体的营养需求，但不宜过量摄入，过量摄入会造成钙质的流失。

（4）忌刺激性物品　像火锅、麻辣烫一类的辛辣刺激性食物是骨质疏松症患者需要合理规避的，同时烟酒也是需要戒除的。吸烟会影响骨峰的形成，而过量饮酒会阻碍骨骼的新陈代谢。饮浓茶、浓咖啡这一类刺激性饮品也是骨质疏松症患者的一大禁忌，其中的咖啡因会遏制消化道对钙质的吸收,还会阻碍钙质的排泄,加剧骨钙流失,容易加剧骨质疏松症。

(5)忌吃富含草酸的食物　菠菜、莴笋、苋菜等食物草酸含量较多,草酸和钙极易结合成草酸钙而影响钙质的吸收,而补钙是骨质疏松症患者治疗的一大重点。因此在补钙时,患者需注意避免和高草酸食物一起食用,以免影响机体对钙质的吸收。

(6)慎用药物　骨质疏松症患者不宜使用各种利尿药、四环素、抗癫痫药、甲状旁腺素、抗癌药等,因为这些药物能直接或间接影响维生素 D 的活化,导致钙盐排泄加速,影响骨质代谢。

12. 得了骨质疏松症,我们该如何做到科学规范的治疗?

治疗原则为尽早治疗、长期治疗、综合治疗。基础措施包括调整生活方式和使用骨骼健康基本补充剂。

(1)调整生活方式

1)加强营养、均衡膳食:建议摄入富含钙质、低盐和适量蛋白质的均衡膳食,推荐每日蛋白质摄入量为 0.8 ~ 1.0 克/千克体重,并每天摄入牛奶 300 毫升或相当量的奶制品。

2)充足日照:建议上午 11 点至下午 3 点之间,尽可能多地暴露皮肤于阳光下 15 ~ 30 分钟。

3)规律运动:适合骨质疏松症患者的运动包括负重运动及抗阻运动。推荐规律的负重及肌肉力量练习,以减少跌倒和骨折风险。

4)戒烟、限酒,避免过量饮用咖啡和碳酸饮料。

5)尽量避免或少用影响骨代谢的药物。

(2)使用骨骼健康基本补充剂　有效的抗骨质疏松症的治疗

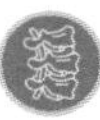

应在充足的钙剂和维生素 D 补充的基础上。

1)钙剂:建议成人每日钙推荐摄入量为 800 毫克(元素钙),50 岁及以上人群每日钙推荐摄入量为 1 000 ~ 1 200 毫克。我国老年人平均每日从饮食中获钙量约 400 毫克,故平均每日应补充的元素钙量为 600 毫克。

2)维生素 D:推荐摄入量为 600 单位(15 微克)/天;可耐受的最高摄入量为 2 000 单位(50 微克)/天;维生素 D 用于骨质疏松症防治时,剂量可为 800 ~ 1 200 单位/天。建议检测血清 25-羟维生素 D 水平,指导维生素 D 的补充。

(二)骨质疏松性椎体压缩性骨折

1. 什么是骨质疏松性椎体压缩性骨折?

骨质疏松症患者由于骨量的减少、骨强度下降、骨脆性增加,抵抗外力的作用下降,在受到轻微外力或者没有明显的外力的作用就可能发生骨折。易发生骨折的部位通常有髋部、桡骨远端、肱骨外科颈,还有椎体。其中发病率最高的为椎体压缩性骨折,这类骨折好发于老年人,尤其是绝经后的老年女性。成年以后随着年龄的增长,我们的身高逐渐在降低,其中一个原因就是我们的椎体发生了压缩性的骨折导致椎体高度降低。我们经常在大街上看到许多老年人走路弯腰驼背,直不起身,胸腰背部明显后凸

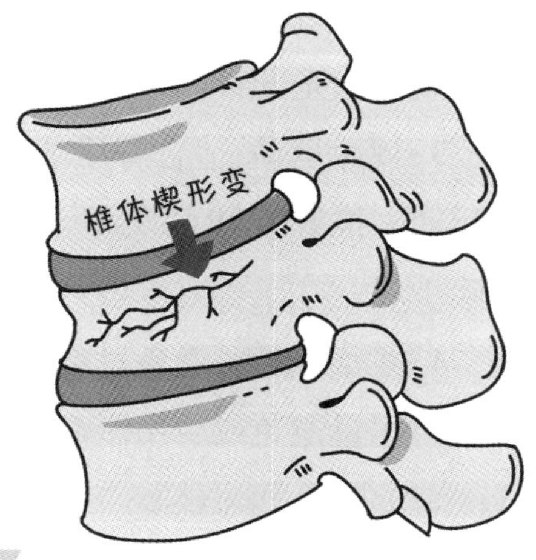

畸形，这类人群大多数都是椎体压缩性骨折所导致的身高变矮以及脊柱后凸畸形。这类骨折一般不会损伤到脊髓，经过正确治疗，预后多良好。

临床根据骨折发生的时间将椎体压缩性骨折分为两类：一种是新鲜性椎体压缩性骨折；另一种是新鲜性椎体压缩性骨折没有及时治疗，骨折已经愈合形成的陈旧性椎体压缩性骨折。前者主要表现为骨折发生部位疼痛、活动受限明显。后者无明显疼痛，或疼痛轻微，以胸腰背部后凸畸形为特点，有些严重的患者可丧失部分生活能力，更为严重者会出现肺功能受限、胃肠功能紊乱、压疮、深静脉血栓形成、骨质疏松症加重、死亡等。并且由于疼痛以及对跌倒的畏惧，患者长期卧床，不愿活动，与社会隔离，容易患上老年抑郁症。随着我国人口老龄化的加重，我国患有骨质疏松症的患者越来越多，因骨质疏松导致的椎体压缩性骨折也随之增多，已成为目前社会上的一种"流行病"，给家庭和社会带来一定的经济负担，日益受到人们的重视。

2. 咳嗽、打喷嚏就会导致骨折吗?

咳嗽、打喷嚏会导致骨折，这种骨折就是我们所说的骨质疏松性椎体压缩性骨折。这是因为骨质疏松程度较重，骨头强度降低，骨头脆性增加，遇到轻微外力就可能发生胸腰椎的压缩性骨折。其中以胸腰结合部位椎体骨折最多见，也就是胸 11、胸 12、腰 1 及腰 2 椎体。为什么在这个部位发生骨折的概率较大？这是因为人体的胸椎活动度较小，腰椎活动度较大，在一动一静结合的地方，应力较集中，所以一个很小的不经意的原因就会导致胸腰椎的压缩性骨折。在我们日常生活中一些轻微的动作，例如在咳嗽、打

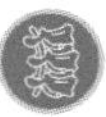

喷嚏、弯腰、翻身起床、坐车颠簸等活动时，忽然出现胸腰背部的疼痛，这种疼痛在变换姿势时尤其是在床上翻身和起床过程中明显加重，我们就要警惕是不是出现了胸腰椎的压缩性骨折。遇到这种情况，一定要在家人陪同下去医院就诊，如果经检查确诊该病，应第一时间住院卧床，避免椎体压缩程度进一步加重，经骨科医生综合评估病情后制订下一步治疗方案。

3. 骨质疏松性椎体压缩性骨折的主要临床表现是什么？

骨质疏松性椎体压缩性骨折的典型临床表现为胸腰背部疼痛，疼痛呈刺痛，尤其以翻身起床、弯腰活动等变换体位时疼痛明显加重，有时伴有胁肋部及腹部的放射性疼痛，严重的患者也可出现下肢的放射性疼痛。椎体压缩较重者可出现“驼背”和脊柱侧弯畸形，并可进行性加重，胸腰部活动受限。

4. 所有的骨质疏松性椎体压缩性骨折都需要治疗吗？

骨折所处时期不同、压缩程度不同、临床表现不同，所选择的治疗方案也会有所不同。对于一些没有疼痛症状，并且对日常生活没有影响，单纯X射线检查时提示椎体压缩性骨折，经磁共振检查证实为陈旧性椎体压缩性骨折的患者，是可以不用针对影像学上提示所谓的“椎体压缩性骨折”过度治疗的，这类患者需要关注的是原发病“骨质疏松症”，了解目前骨质疏松症情况，针对性应用合适的抗骨质疏松治疗方案。如果患者目前没有明显疼痛，又属于陈旧性椎体压缩性骨折，但是由于骨折压缩较重，形成严重的脊柱侧弯或者后凸畸形，对患者的呼吸或者日常生活造成影响，这种情况可能就需要进行手术治疗了。

5. 骨质疏松性椎体压缩性骨折何种情况适合保守治疗？具体有哪些方法？

保守治疗主要适合那些疼痛较轻，体征不明显，椎体压缩程度小于20%，脊柱稳定性良好，没有合并脊髓和神经根损伤的患者。但是仍然有一部分患者虽然符合手术指征，但是存在手术禁忌证，例如感染较重、凝血功能障碍、免疫力低下或者脏器功能较差不能耐受手术等，可暂行保守方案治疗，待感染有效控制、凝血功能恢复等手术禁忌证排除后，再次评估患者情况决定下一步治疗方案。

目前骨质疏松性椎体压缩性骨折保守治疗方法包括卧硬板床、腰背肌功能锻炼、抗骨质疏松治疗和支具保护等。

(1)卧硬板床　椎体压缩性骨折患者应卧硬板床，既可减轻疼痛，也有利于压缩椎体的复位。仰卧时，受伤部位要用小沙袋或软枕逐渐垫高，使压缩椎体逐渐被牵开、复位，恢复原有高度。但大多数患者压缩椎体的高度难以恢复到受伤前的正常高度。

(2)腰背肌功能锻炼　在卧床1周，腰背部疼痛缓解以后，应当积极加强腰背肌的练习，以防止长期卧床后引起的腰背肌无力，防止以后出现腰痛，还有助于促进压缩椎体的复位。方法：平卧位挺腰，使腰部离开床面，反复进行。锻炼应量力而行，循序渐进，体质差的患者宜减小锻炼强度。

(3)抗骨质疏松治疗　包括肌内注射降钙素、口服维生素D、口服双膦酸盐制剂或静脉滴注唑咪膦酸等措施，也可服用治疗骨质疏松的中药如仙灵骨葆胶囊、强骨胶囊等。起床活动后应当多晒太阳，加强运动，多食用含钙量高的食物。

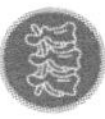

（4）支具保护　一般骨质疏松性椎体压缩性骨折患者需完全卧床3～4周，之后可在腰部支具保护下逐渐下床活动。刚下床活动时注意勿活动过多，不宜久坐，6～8周后可去掉支具保护。

6. 保守治疗容易导致哪些并发症的发生？

本病的保守治疗需要患者严格卧床6～8周。严格卧床就是患者需要一直躺在床上，包括吃饭、大小便的时候也要躺在床上，患者如果做不到严格卧床就会导致椎体压缩程度进行性加重，严重的还可出现脊髓神经根受压表现。然而患骨质疏松性椎体压缩性骨折的患者主要是高龄人群，往往这些人基础疾病较多、全身情况差，这种情况下如果长期卧床会面临较高的严重并发症发生风险。长期卧床时，骨骼突起的部位长时间受压容易形成压疮，压疮形成以后，就会出现局部皮肤感染，如果感染控制不佳，则引发全身的感染，严重时可危及生命；长期卧床后，因为体位的原因容易形成坠积性肺炎，进而出现肺部感染；长期卧床，患者血液循环会变差，血流变慢，在静脉内血流更慢，就容易形成静脉血栓，血栓一旦脱落则面临肺栓塞的风险；长期卧床以后，若尿路护理不好，泌尿系统可出现逆行感染，任何部位的感染对老年患者都是致命的打击；长时间卧床以后患者心肺功能会变差；长期卧床后，由于肢体废用，可出现骨量丢失加快，加重骨质疏松程度，进而加重再发骨折的风险，形成恶性循环。卧床可能导致这么多严重并发症，所以患者选择保守治疗要慎重，要在骨科医生进行全面评估后选择具体的治疗方案。

7. 手术治疗方法有哪些?

手术包括开放性手术和微创手术。其中开放性手术多适用于压缩性骨折伴后凸畸形致脊髓压迫及脊髓功能受损且能耐受开放性手术者,以及不适合微创手术的不稳定性压缩性骨折者。目前微创手术比较成熟并且临床应用较多的包括经皮穿刺椎体成形术(PVP)和经皮穿刺球囊扩张椎体后凸成形术(PKP)两种。这两种手术大致相同,都是在C臂机透视引导下,应用穿刺针经皮穿刺,到达骨折部位,将骨水泥注入骨折断端,使骨折稳定,减轻疼痛症状。但后者较前者多了一个步骤就是在骨水泥注入之前先进行球囊扩张,使压缩的椎体的高度完全恢复或者部分恢复,之后再将骨水泥注入扩张后的空腔里,起到支撑与固定骨折端的作用。这两种微创手术适应证基本一致,适用于那些疼痛较重,体征明显,椎体压缩程度大于20%,脊柱稳定性良好,没有合并脊髓和神经根损伤的患者。还有一些经保守治疗效果较差患者,也适合行微创手术治疗。但是有一点需要说明,手术只针对骨折局部病变进行处理,而全身骨骼发生再骨折的风险并未改变。因此,我们不但要积极治疗骨折,还需要评估全身骨骼的健康程度,进行系统的抗骨质疏松治疗,防止再骨折的发生。

九、痛风

1. 痛风为什么又叫“富贵病”?

早在公元前5世纪,希波克拉底就有关于痛风(gout)临床表现的记载。痛风一词源自拉丁文guta(一滴),意指一滴有害液体造成关节伤害,痛像一阵风,来得快,去得也快,故名痛风。古代痛风好发于帝王将相等富贵人家,因此又叫“富贵病”。那么痛风为什么青睐富贵人家呢?痛风是尿酸盐沉积所致的晶体相关性关节病。尿酸是由人体内的嘌呤代谢而来,是一种常见的代谢物。一般来源有两种:一是由体内的核酸或嘌呤物质代谢产生,二是由食物中的嘌呤物质分解产生。那些大鱼大肉、美酒佳酿中嘌呤的含量往往非常高,这也能解释为什么饮食条件优越的富贵人家、贵族王室更容易患上痛风。随着现在人们生活质量的不断提高,现在普通人们的生活水平已不亚于当时王侯将相的生活水平,所以现在本病的患病率逐年增高。因此,有人说在当今社会痛风这种“帝王将相病”已经进入寻常百姓家。

2. 高尿酸血症是否等于痛风?

有些人经常在自己化验单上看到尿酸水平偏高,但是往往没有什么不适的症状。这种情况我们该怎么办呢？首先我们要做的，就是保证规律作息和饮食后，再次复查一次，如果结果正常了，可暂时不用太在意，定期复查就行了。如果结果仍然偏高，那你可要注意了，你可能是得了高尿酸血症。

我们常看到化验单上尿酸水平的升高就认为自己是得了痛风，其实不然。正常情况下，人体内的尿酸不断产生和排出，维持在一个平衡状态。而有一部分人因为体内嘌呤代谢紊乱，导致体内尿酸含量骤升。尿酸这种物质微溶于水，高尿酸血症是指血液中尿酸水平超出了血液能够溶解的最高范围，过饱和以后则会出现血液中尿酸盐的析出结晶。手脚关节处的软骨、滑膜、关节囊温度较低，尿酸盐溶解度下降，自然容易形成结晶，大量的结晶沉积形成了痛风石，尿酸盐结晶反复刺激周围组织，导致炎症反应、炎性增生，形成关节疼痛、肿胀、畸形及活动功能受限，也就是我们经常所说的痛风性关节炎。高尿酸血症只是一个生化指标，而痛风则是高尿酸血症引起的并发症。

除了痛风以外，高尿酸血症还会导致肾损伤和心血管病变等多种并发症。就像我们熟知的糖尿病一样，血糖水平升高只是一个生化指标，但是血糖升高会导致多种并发症，像熟知的糖尿病肾病、糖尿病足、糖尿病周围神经病变、糖尿病视网膜病变等。所以，发现尿酸水平升高不要紧张，不要盲目用药，要去医院找专业的医师咨询。

3. 痛风急性发作都是高嘌呤饮食导致的吗？

生活中有痛风病史的患者，常常在一次吃牛羊肉、火锅或者是海鲜后导致痛风的急性发作，出现病变关节部位典型的红、肿、热、

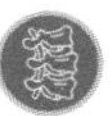

痛。这些食物中嘌呤的含量是非常高的,高嘌呤饮食导致体内尿酸水平忽然增高,就有可能诱发痛风急性发作。但是也有一些患者,平素饮食控制非常好,也会出现痛风急性发作,这到底是为什么呢?痛风急性发作有两个基础:一是要有尿酸盐结晶,二是尿酸盐诱发炎症反应。正常情况下,人体内尿酸的产生与排泄处于动态平衡,这个平衡一旦被打破则会出现嘌呤代谢紊乱和尿酸水平升高。高嘌呤饮食使尿酸产生忽然增加,超出肾排泄能力,就会出现血尿酸水平升高,产生尿酸盐结晶,诱发痛风急性发作。如果肾排泄功能受影响同样也会导致痛风的急性发作,例如生活中饮酒、熬夜、工作压力大、精神紧张会影响肾排泄功能,还有一些药物也会影响肾排泄功能,例如维生素 B_1、维生素 B_{12}、胰岛素及青霉素等。在有痛风病史的患者中,如果长时间活动导致关节周围尿酸盐结晶脱落,刺激周围组织,引起炎症反应,也会出现急性加重。另外有研究发现,痛风也与一些疾病有一定相关性,例如高血脂、高血压、冠心病及糖尿病,认为患有这些疾病的患者患痛风的概率更高。所以导致痛风急性发作的原因非常多,不能只考虑到饮食这一个因素。

4. 痛风性关节炎主要临床表现有哪些?

痛风性关节炎根据临床发病时间长短与症状的不同,可以分为急性痛风性关节炎和慢性痛风性关节炎。

(1)急性痛风性关节炎 顾名思义就是起病急骤,突然发病,急性加重,有时呈暴发性,多在夜间发病,病变关节出现剧痛、肿胀、发红、发热、活动受限,以及关节周围软组织痛不可触,痛如"刀割样""烧灼样""啃噬样"。这一特点是痛风性关节炎急性发作的典型表现，大部分患者首发部位为蹲趾的跖趾关节，有高达90%的痛风患者此关节受累，其次为我们的足背、踝关节、膝关节、手指关节、腕关节等。疾病发展的初期多是单关节发病，比例高达85%～95%，并且肩关节、髋关节以及脊柱关节很少发病，这是本病的又一个特点。急性痛风性关节炎患者经过休息、合理饮食，即使不治疗也大多能自行缓解，这个时间大概在1周，缓解之后关节不遗留任何不适症状。

（2）慢性痛风性关节炎　主要表现为受累关节较多，呈非对称不规则肿胀和进行性强直、僵硬，病变关节呈持续性疼痛，严重的患者关节被破坏、关节畸形，最终导致关节功能丧失。慢性痛风性关节炎是由反反复复的急性发作，长期的尿酸盐结晶在关节内外和其他组织中沉积所致，这个过程通常长达10年左右。慢性痛风性关节炎一个典型的表现就是“痛风结节”。“痛风结节”又叫作“痛风石”，是尿酸盐长年累月沉积于关节周围、皮下组织而形成的大小不一、形状呈圆形或椭圆形的结节，因形似石头而得名，并非真正的石头。大的可有鸡蛋大小，小的可如米粒般大小，除了中枢神经系统不会形成“痛风石”，全身各个部位都会形成，原因是我们的中枢神经系统周围有一层保护屏障，叫作血脑屏障，这个屏障会使尿酸很难进入里面。“痛风石”好发于关节软骨、关节囊及关节周围组织，在皮下多见于耳轮和对耳轮，其次为尺骨鹰嘴、膝关节囊和肌腱。

5. 痛风急性发作期该如何治疗？

痛风急性发作期的治疗一般分为两部分。

（1）一般基础治疗　①卧床休息。如果不能有效地制动休

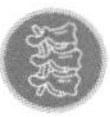

息，即使应用相关药物治疗，一般效果也不佳。由于患者急性期疼痛剧烈，严重影响日常生活和工作，所以大多数患者都能很好地做到卧床休息。②抬高患肢。患肢抬高以后可以使血液回流加快，利于肿胀及炎症的吸收，缓解疼痛症状。③低嘌呤饮食。虽然外源性嘌呤不是痛风急性发作的主要原因，因为来源于食物的嘌呤在体内总嘌呤的占比很低，仅约占20%，但是忽然的高嘌呤饮食会使尿酸水平暂时增加，可以诱发关节炎的急性发作。④多饮水。加快肾的代谢速率，使尿酸排除增加。

（2）药物治疗　尽早应用抗炎止痛药物。首选的药物为非甾体抗炎药物，这类药物大体上分为两类：一类是非选择性环氧化酶抑制剂，另一类是选择性环氧化酶2抑制剂。前者对胃肠道及心血管均有副作用，后者对胃肠道副作用较小，根据患者病情需要选择适合患者的药物。目前该类药物种类繁多，一般不建议增大该药物的标准用量或者两种或两种以上该类药物联合应用，因为有相关研究表明，这样不仅不会使疗效增加，反而会增加相应副作用。如果上述药物应用效果不佳者，可以选择肾上腺皮质激素治疗，因为激素副作用较大，所以症状改善后应及时减量或者停用。对于症状较重或难治性患者，可以应用秋水仙碱以对症治疗，此药物有快速控制疼痛和消炎的作用，但由于毒副作用较大，临床应谨慎使用，并且该药不能降低血尿酸水平，也不能增加尿酸的排泄。

中医药在治疗急性痛风性关节炎上临床效果显著，方法多、副作用少、长期疗效好。既辨证施治，将本病归纳为湿热瘀毒阻滞经络这样一个大的病因病机，又因人施治，每个患者是一个独立的个体，遣方用药各有不同，各有侧重。

有一种情况要强调说明，许多患者对本病有一定了解，知道是因为尿酸高导致本病的急性发作，会想当然自行购买降尿酸药物。这种处理在痛风急性发作时是不对的，因为这会使血液中尿酸水平下降过快，尿酸浓度波动大会使关节内“痛风石”表面溶解，形成不溶于水的尿酸盐结晶，这种结晶会加重炎症反应，因此痛风急性发作期这类药物应禁止使用。

6. 痛风反复发作会给关节带来哪些危害?

痛风性关节炎如果控制不好，会出现反复发作，发作间隔时间会越来越短，发作频率会越来越高，受累关节反复出现炎症反应，长此以往，会使关节周围组织尿酸盐结晶越来越多。大量的尿酸盐结晶沉积在关节软骨表面、滑膜、半月板、韧带及关节周围其他软组织，会对相关组织造成破坏，加速关节软骨、半月板及韧带的磨损、退变，最终导致关节脱位、畸形、僵硬、强直、活动功能受限，严重的可导致骨折及残疾。当“痛风石”破溃后，不容易愈合，会出现关节周围感染，感染一旦侵犯关节腔，则很难控制，最终可能会导致截肢。

7. 长期痛风对肾有哪些危害?

我们的肾脏主要起滤过作用，将人体代谢产生的废物例如尿素、肌酐等从血液中过滤并排出体外，留下对人体有用的物质例如氨基酸、葡萄糖、钙、磷等供人体使用。尿酸盐结晶除了不容易侵犯中枢神经系统，其他组织均可累及，肾也不可幸免。长时间痛风，会对肾产生直接和间接的损害。直接损害就是尿酸盐结晶沉积于肾组织的肾小管、肾间质，并且在尿酸盐结晶周围形成大量的炎症反应，导致肾小动脉硬化、肾小球损伤、肾小管间质纤维化

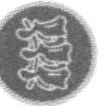

等，病变进一步加重，可出现间质性肾炎、肾功能损伤、肾功能衰竭，患者可出现蛋白尿、血尿、水肿、少尿、无尿等肾功能损伤表现；间接损害是指高尿酸水平诱导细胞的氧化应激、线粒体功能失调、炎症反应和肾素-血管紧张素系统的活化等机制，导致内皮功能障碍、血管平滑肌细胞增殖、间质炎症浸润等，引发慢性肾脏疾病。

另外，肾是尿酸的主要排泄器官，长期患有痛风的患者，会出现肾功能受损，导致肾排泄尿酸的功能下降，尿酸的排出减少又会使血中尿酸水平升高，导致痛风的加重，如此形成恶性循环。

8. 痛风患者平时如何注意饮食？

痛风是一种代谢性疾病，是由高尿酸血症逐步发展形成的，而高尿酸血症目前已继高血压、高血脂、高血糖这“三高”之后，被列为“第四高”，并且有研究表明高尿酸血症的发生与高血压、高血脂、高血糖有一定正相关性。那么饮食对于本病的控制至关重要。总的原则是控制热量的摄入，在这种基础上采用低嘌呤、低盐、低脂饮食。高嘌呤的食物有动物内脏、海鲜、牛羊肉、豆制品、熬制的高汤，除此之外有一些蔬菜嘌呤含量也较高，例如扁豆、菠菜、芦笋、蘑菇。限制饮酒，啤酒中嘌呤含量较高，要禁止饮用。那么是不是白酒中嘌呤含量低就可以随便喝了？答案是否定的，因为白酒经肝代谢消耗大量“三磷酸腺苷”，而“三磷酸腺苷”代谢产物就是嘌呤，从而导致尿酸升高。另外酒精的代谢产物中有乳酸，乳酸会加重肾排泄的负担，导致尿酸排泄减少，从而导致尿酸升高；黄酒亦如此。但是有研究表明，少量饮用红酒，可达到一定降尿酸的效果。戒酸性食物，如咖啡、油炸食品等，以免加重尿酸结晶形成。可以多吃一些碱性食物，如白菜、芹菜、黄瓜、苹果、番茄等蔬果。

多吃高钾质食物，如香蕉、西兰花、西芹等，钾质可减少尿酸沉淀，有助于将尿酸排出体外。另外，痛风患者要多喝水，可以进行适量的运动。

9. 中医治疗急性痛风性关节炎有哪些优势？

西医在治疗急性痛风性关节炎上，主要是应用非甾体抗炎药、激素以及秋水仙碱等药物，这些药物在缓解急性痛风性关节炎的疼痛上效果较好，但是其导致胃肠道溃疡、心脑血管及肝肾损伤的风险也相对较大，并且对体内尿酸代谢无明显改善作用。中医则不同，在治疗急性痛风性关节炎上见效快、效果好、方法多、副作用少、长期疗效好。中医普遍认为本病属于湿热瘀毒痹阻经络所导致，体内嘌呤代谢是本，病变关节红、肿、热、痛是标，中医在治疗本病上标本兼顾，既祛除体内瘀毒以治本，又清热利湿以治标，所以见效快、长期复发的概率小、副作用少。治疗方法较多，有中药内服、中药局部外用、中药灌肠、中药熏洗、针灸、刺络放血等多种途径与方法，以清利湿热，化瘀解毒。不同患者体质及病因不同，中医通过望闻问切、辨证论治，为患者“私人订制”治疗方案。

十、风湿病

(一)类风湿关节炎

1. 什么是类风湿关节炎?

类风湿关节炎(rheumatoid arthritis,RA)是一种病因不明的自身免疫性疾病,各年龄段皆可发生,全球总发病率为0.5%~1.0%,男女患病率比约为1∶3。主要表现为对称性、慢性、进行性多关节炎。关节滑膜的慢性炎症、增生,形成血管翳,侵犯关节软骨、软骨下骨、韧带和肌腱等,造成关节软骨、骨和关节囊破坏,最终导致关节畸形和功能丧失,严重的还会引起关节以外的脏器损伤,比如血管炎、肺纤维化、贫血、脾功能亢进等,严重危害患者的身体健康。

2. 类风湿关节炎的病因有哪些?

引起类风湿关节炎的原因有很多,通常与受凉、潮湿、劳累、精神创伤、营养不良、外伤等因素有关。曾有调查显示,对100例类风湿关节炎患者进行统计,以寒冷(42%)和潮湿(27%)诱发者占绝大多数。此外,尚有感染(10%)、外伤(8%)及无明显诱因者(13%)。另外类风湿关节炎的形成与内分泌有一定关系。因本病多发生于女性、怀孕期间关节炎症状常减轻、应用肾上腺皮质激素能抑制本病等，表明内分泌因素和类风湿关节炎似有一定关系。

3. 类风湿关节炎有什么临床表现？

类风湿关节炎受累关节以近端指间关节，掌指关节，腕、肘、肩、膝关节和足趾关节最为多见，关节炎常表现为对称性、持续性肿胀和压痛，晨僵常长达1小时以上。最常见的关节畸形是腕和肘关节强直、掌指关节的半脱位、手指向尺侧偏斜和呈“天鹅颈”样及纽扣花样表现。重症患者关节呈纤维性或骨性强直，并因关节周围肌肉萎缩、痉挛失去关节功能，致使生活不能自理。除关节症状外，还可出现关节外或内脏损害，如发热，类风湿结节，心、肺、肾、周围神经及眼等病变。

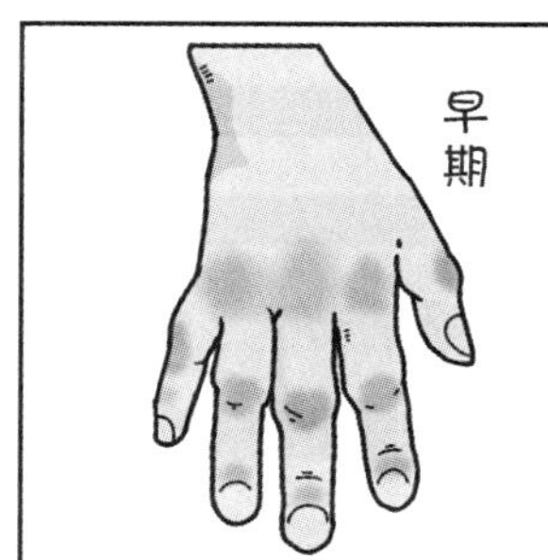

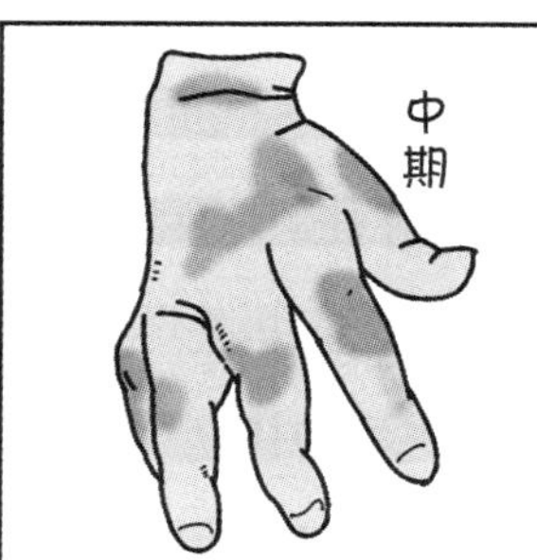

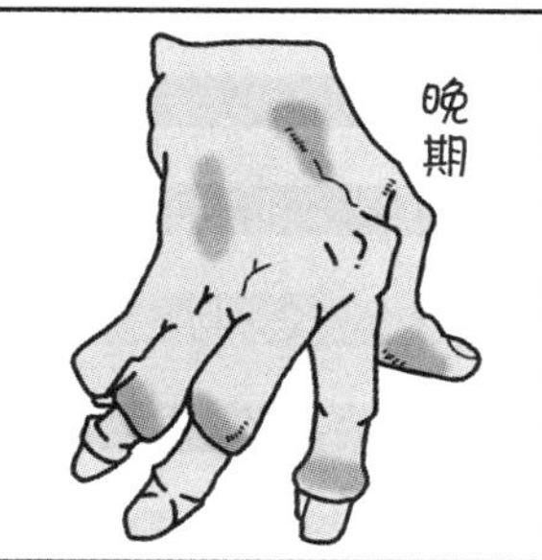

4. 类风湿关节炎的辅助检查有哪些异常？

(1)实验室检查　血清免疫球蛋白G(IgG)、免疫球蛋白M(IgM)、免疫球蛋白A(IgA)水平可升高，血清补体水平多数正常或轻度升高，60%～80%患者有高水平类风湿因子(RF)，抗角质蛋白抗体(AKA)、抗核周因子(APF)和抗环瓜氨酸多肽(CCP)等自

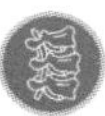

身抗体，对类风湿关节炎的诊断有较高的特异性，但敏感性仅在30%左右。

（2）X射线检查　类风湿关节炎的X射线片早期表现为关节周围软组织肿胀，关节附近轻度骨质疏松，病情进展后可出现关节面囊性变、侵袭性骨破坏，继之出现关节间隙狭窄、关节破坏、关节脱位或融合。

5. 类风湿关节炎该如何诊断？

符合以下7项诊断的4项即可诊断为类风湿关节炎。

（1）晨僵时间长　关节内及周围出现晨僵，即早上起床以后活动受限特别严重，活动后僵硬感减轻，时间持续至少1小时。

（2）波及范围广　至少有3个关节同时出现肿胀或积液。

（3）侵犯小关节　腕、掌指或指间关节中至少有1个部位出现肿胀。

（4）分布对称　对称性肿胀（软组织）。

（5）类风湿结节　身体多处小关节出现类风湿结节。

（6）血液学异常　血液检查中出现类风湿因子含量异常。

（7）X射线影像变化　疾病晚期出现典型X射线片改变，表现为手、腕及关节周围的骨质破坏。

6. 类风湿关节炎与风湿性关节炎是一样的疾病吗？

当然不一样。很多人都分不清楚风湿性关节炎和类风湿关节炎。甚至很多人得了关节痛，就以为是风湿性关节炎。风湿性关节炎的病因尚未完全明了。根据症状、流行病学及免疫学分析，认为其与人体溶血性链球菌感染密切相关，目前注意到病毒感染与本病的发生也有一定关系。风湿性关节炎以发热、游走性关节疼痛、皮下结节、特征性皮疹以及心脏瓣膜病变为主要特点。风湿性关节炎的疼痛持续时间短，一般为 12 ~ 72 小时，最长也不过 3 周，而且多以大关节为主，如膝、肘、肩等关节，疼痛可在多个关节同时发生。疼痛的同时，皮肤可伴有环形红斑或皮下结节。

而类风湿关节炎是一种以全身多个关节出现慢性、侵蚀性炎症为主要表现的全身性自身免疫性疾病。最主要的表现为对称性多关节炎伴晨僵、类风湿因子阳性，X 射线表现为骨质疏松及侵蚀破坏或囊变是其主要特点。类风湿关节炎的疼痛持续时间长，反复发作，疼痛程度时轻时重，疼痛可在多个关节同时发生。关节疼痛时无明显发红，但有肿胀，受累关节周围伴压痛。

7. 类风湿关节炎有哪些治疗方式?

（1）一般治疗　包括患者生活方式的调整，如戒烟、戒酒，规律锻炼以控制体重、提升自身免疫力，合理调整饮食等。还有针对关节症状的物理治疗及关节外症状的对症支持治疗。

（2）药物治疗

1）非甾体抗炎药（NSAIDs）：具有解热镇痛作用，是改善关节症状的常用药物，但不能控制病情，应与改变病情抗风湿药物同时服用。

2）改变病情抗风湿药（DMARDs）：类风湿关节炎一经确诊均应使用 DMARDs，包括甲氨蝶呤、来氟米特、柳氮磺吡啶、羟氯喹和氯喹及其他 DMARDs。该类药物各有不同副作用，治疗时应谨慎监测。

3）糖皮质激素：有强大的抗炎症作用，能快速缓解关节肿痛症

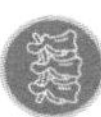

状和全身炎症，必须与 DMARDs 同时使用，建议小剂量短疗程使用。

4）生物制剂：靶向治疗是目前治疗 RA 快速发展的方法，可在初始 DMARDs 治疗效果不佳或存在严重副作用时加用生物制剂。

5）植物药制剂：部分植物药制剂可缓解关节症状，但仍需进一步研究。

（3）手术治疗　对于采取积极正规的药物治疗后，病情仍不能控制的患者，若由医生判断符合手术指征，且无禁忌证，则可以考虑手术治疗。

常见的手术主要有滑膜切除术、人工关节置换术、关节融合术以及软组织修复术。

8. 如何正确认识类风湿关节炎？

★类风湿关节炎是自身免疫性疾病，可能与自身免疫、遗传、感染、吸烟等因素有关，寒冷、潮湿等天气原因与类风湿关节炎无显著相关。

★类风湿关节炎无法完全治愈，号称可以治愈的都是骗子，但积极的治疗可以防止致残。

★类风湿关节炎是慢性病，会伴随终身，但不致命。

★类风湿关节炎需要到风湿免疫科或骨伤科就诊，一般三甲医院都有风湿免疫科或骨伤科，对于没有开设相关科室的医院，可以到肾内科就诊。

9. 如何预防类风湿关节炎发作？

（1）冬季要注意保暖　冬季气候寒冷，注意关节保暖是预防类风湿关节炎的首要措施。此外，虽然冬季游泳可以磨炼人们的意志，提高身体素质，但为了保护关节应减少冬季游泳的次数。冬季家庭主妇尽量用温水做家务。

(2)注意饮食调理　日常饮食中，多吃含钙量高的食物，如乳制品、豆制品。两种食物不要多吃：第一种是含草酸的食物，如菠菜、红薯等，因为草酸和钙反应会产生草酸钙，草酸钙会影响人体对钙的吸收；第二种是太咸的食物，太咸的食物含有大量的钠，钠可以与钙一起排出，使大量的钙流失。

(3)多运动　有些人认为运动会损伤关节，可以多运动吗？答案是肯定的。只要你注意运动的方式和强度，就可以避免关节运动损伤。运动可以增加关节的灵活性，加速身体的血液循环，增加新陈代谢，对类风湿关节炎有很好的预防作用。为了避免关节运动损伤，在选择运动时结合自己的身体状况考虑，避免过度运动，可以选择慢跑、步行、打太极拳等运动。

(4)保持健康的心态　积极健康的态度有助于健康。我们应该乐观积极地过好每一天。良好的心态可以增强身体的免疫力，减少疾病的发生。

(二)强直性脊柱炎

1. 强直性脊柱炎是什么病?

强直性脊柱炎是以骶髂关节和脊柱附着点炎症为主要特点的疾病，主要临床症状早期表现为腰背部僵硬，晨起加重，晚期表现为脊柱及关节强直，如果治疗不及时或治疗不当可造成不同程度的残疾。相信大家都或多或少地听过这个病，它被称为难治性疾

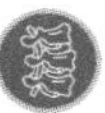

病。其被称为难治性疾病表现在以下几个方面：①目前无根治性办法，为终身疾病（但大多数在50岁以后不再发病而处于疾病的静止期）；②虽然不致命，但会使患者深受疼痛的折磨；③缓慢发病，疼痛的特点也是缓慢加重。

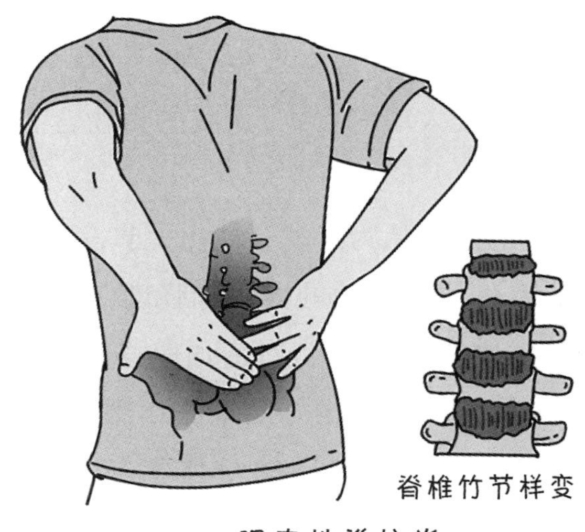

强直性脊柱炎

2. 强直性脊柱炎主要好发于哪些人群？

（1）发育期的青少年　正处在生长发育阶段的青少年，如果长时间生活在潮湿环境中，更易出现强直性脊柱炎，尤其是身材瘦高的男孩子。

（2）有家族史的人　这种疾病有一定家族聚集性，具有一定遗传倾向。如果家族中有人患有这种疾病，后代患病率会更高，最好能做好预防措施。

（3）腰背部疼痛的人　经常出现腰背部疼痛的人，尤其早晨起床后有明显晨僵感，腰部活动不灵活，也是强直性脊柱炎好发人群。

3. 强直性脊柱炎一定会遗传下一代吗?

强直性脊柱炎具有一定遗传性,一个家族里边可有多人患有此病,现在基础研究也证实了这一点。临床可检测人类白细胞抗原 B27(HLA-B27),若该指标为阳性,遗传性会更大,男性相较于女性发病率更高。所以有家族遗传背景的人群要警惕这方面。如果发生反复腰背部疼痛、关节炎或出现眼病,要记得尽早去医院就诊,明确是否患有强直性脊柱炎。

4. 上辈没有该病,就不会得强直性脊柱炎吗?

不一定。强直性脊柱炎的发病原因尚不明确,家族史里没有这种疾病史的,并不能确定就不会得强直性脊柱炎。它主要有以下几种诱发因素。

(1)环境因素　环境寒冷、潮湿、冷水刺激等。

(2)生活习惯　患者长期端坐、脊柱不活动、固定姿势影响关节的活动度,易造成脊柱损伤。

(3)脊柱及关节受力增加　会导致肌腱附着点压力增加,从而加重炎症反应。

5. 强直性脊柱炎一定会致残吗?

强直性脊柱炎不一定会致残。强直性脊柱炎发病较缓慢且病情较轻,出现相关不适症状后,及时到风湿免疫科进行鉴别诊断,如果经确诊为强直性脊柱炎,需要及时制订个体化的治疗方案,遵医嘱使用药物控制症状,防止关节强直。需要注意治疗期间

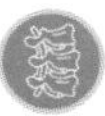

定期随访，以便根据诊疗结果及时调整治疗方案。需要适当参加体育活动，以维持关节的灵活性。

6. HLA-B27 阳性就一定是强直性脊柱炎吗？

HLA-B27 阳性不一定是强直性脊柱炎。HLA-B27 是白细胞表面的免疫抗原的成分，HLA-B27 的阳性率与强直性脊柱炎的发生有相关性。90% 左右的强直性脊柱炎患者，HLA-B27 阳性，但有 10% 左右的强直性脊柱炎患者，HLA-B27 的检测是阴性。

HLA-B27 阳性的人群中，发生强直性脊柱炎的患者为 10% ~ 20%，而普通人群中强直性脊柱炎的发病率大概是 0.1% ~0.2%。所以 HLA-B27 阳性的人很可能会发生强直性脊柱炎，但不是所有的 HLA-B27 阳性的人都会得强直性脊柱炎。强直性脊柱炎的发生跟 HLA-B27 阳性有非常大的相关性，但是两者不是绝对的相等关系。

7. 如何判断是否得了强直性脊柱炎？

强直性脊柱炎的诊断标准主要包括两个方面。

（1）临床表现　①下腰痛至少持续 3 个月以上，活动后减轻，休息后不能缓解；②腰椎在前后和侧屈方向活动受限；③扩胸活动范围小于同年龄和性别正常值。

（2）影像学表现　①MRI 表现为"活动性骶髂关节炎"；②X 射线片或 CT 上显示单侧骶髂关节炎 3 ~4 级，或双侧骶髂关节炎 2 ~4 级。

其中临床表现中的任意一项加影像学表现中的任意一项均可诊断本病。

8. 强直性脊柱炎会产生哪些并发症?

强直性脊柱炎一般起病比较隐匿,早期可无任何临床症状,有些患者在早期可表现出轻度的全身症状,如乏力、消瘦、长期或间断低热、厌食、轻度贫血等。强直性脊柱炎多有关节病变,且绝大多数首先侵犯骶髂关节,之后上行发展至颈椎。少数患者先有颈椎或几个脊柱段同时受侵犯,也可侵犯周围关节。早期病变处关节有炎性疼痛,伴有关节周围肌肉痉挛,有僵硬感,晨起明显。也可表现为夜间痛,经活动或服止痛剂缓解。随着病情发展,关节疼痛减轻,而各脊柱段及关节活动受限和畸形,晚期整个脊柱和下肢变成僵硬的弓形,向前屈曲。强直性脊柱炎会引起的并发症如下。

★如果侵犯到关节,如骶髂关节、髋关节、腰椎、胸椎、颈椎,可引起这些关节的僵直与活动受限,导致屈曲畸形、驼背畸形。

★如果侵犯到心脏,可以引起心脏瓣膜的主动脉瓣关闭不全。

★如果侵犯到呼吸系统,可以引起肺纤维化或者反复发作的肺炎或胸膜炎。

★如果侵犯到眼睑、眼结膜,可引起结膜炎等相关疾病。

9. 强直性脊柱炎的治疗目的与方法是什么?

强直性脊柱炎是一种自身免疫性疾病,其具体病因不明,无特效疗法,其治疗目的主要是延缓病情发展、加强功能锻炼,以及提高生活质量,尽可能使患者达到正常生活水平。

治疗方法包括内科治疗和外科治疗。内科治疗主要有局部热敷、理疗、按摩、功能锻炼及中西药治疗;外科治疗主要适用于由强直致严重畸形的患者,根据畸形的具体情况可以选择进行截骨、矫

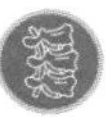

形、关节置换等，从而使患者达到正常生活水平。

10. 强直性脊柱炎患者生活中有哪些注意事项？

强直性脊柱炎患者在生活中一方面要注意生活习惯改变，尽量少睡软床，多睡硬板床，防止脊柱变形。另一方面强直性脊柱炎常使人驼背，脊柱容易变形，主要是屈曲性畸形，因此可以做使脊柱伸展或者过伸的运动。可做“小燕飞”，趴在床上使背部和腿部上挺，使脊柱处于过伸状态，每次1～2分钟，每天1～2次，可以明显改善脊柱状态。

平常还要注意运动和休息相结合，因为脊柱关节炎急性期疼痛很严重，所以在急性期，尽量避免过度运动，如果在疾病间歇期，可以做适当运动。最好的运动方式是游泳，游泳时身体处于水平状态，由于浮力作用，重力对身体影响很小，所以游泳时下肢关节不负重，可以协调全身多个关节，脊柱处于水平状态，对脊柱变形影响最小。

11. 强直性脊柱炎能治愈吗？

现代医学尚未发现强直性脊柱炎的特效治疗方法，目前治疗主要分为药物治疗和手术治疗。药物治疗包括激素类药物、止疼药物、抗风湿药物治疗，可有效改善炎症症状，但治疗的同时会损害肝肾功能，带来一定副作用。早期强直性脊柱炎若采取中医干预效果较好，通过针法、灸法、罐法，疏通经络，调理气血。建议患者按疗程进行治疗，症状缓解后期进行整体调节，使人体阳气充足，抵御外邪能力随之增强，避免遭受疾病之苦。若后期关节出现畸形，可通过手术进行畸形矫正。

（三）风湿性关节炎

1. 什么是风湿性关节炎?

风湿性关节炎是一种常见的急性或慢性结缔组织炎症。通常所说的风湿性关节炎是风湿热的主要表现之一，临床以关节和肌肉游走性酸楚、红肿、疼痛为特征，与 A 组乙型溶血性链球菌感染有关，寒冷、潮湿等因素可诱发本病，下肢大关节如膝关节、踝关节最常受累，是风湿性关节炎容易发作的部位。虽然近几十年来风湿热的发病率已显著下降，但非典型风湿热及慢性风湿性关节炎并不少见。其主要有以下临床症状。

（1）前驱症状　多数患者发病前 1 ~5 周有咽炎或扁桃体炎等上呼吸道感染经历。起病时发热伴咽痛、颌下淋巴结肿大、咳嗽、周身疲乏、食欲减退、烦躁等症状。

（2）典型关节炎表现　典型的表现是游走性多关节炎，常对称累及膝、踝、肩、腕、肘、髋等大关节，局部呈红、肿、热、痛等炎症表现。部分患者数个关节同时发病，手、足小关节或脊柱关节等也可累及。通常在链球菌感染后 1 个月内发作。典型者近年少见。

（3）不典型表现　部分患者数个关节同时发病或仅单个关节发病。波及手、足小关节或脊柱关节等不常见的关节。

（4）伴随症状　患者可伴有风湿热的其他表现如心肌炎、环形红斑、皮下结节等。通常患者的风湿性关节炎症状可在数周内消退，但如果患者的风湿热病情反复发作，可能导致心脏瓣膜病的出现，包括主动脉瓣狭窄、二尖瓣狭窄、二尖瓣反流等，导致心房颤动、右心衰竭、血栓栓塞、肺部感染等。

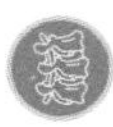

2. 风湿性关节炎的治疗方法有哪些?

(1)抗风湿治疗　治疗原则是早期诊断和尽早合理、联合用药。抗风湿的药物主要可以分为三大类,具体如下。

1)抗感染药物:清除链球菌感染,可使用青霉素进行治疗。对青霉素过敏的患者也可改用红霉素、螺旋霉素。

2)非甾体抗炎药:具有抗炎镇痛作用,能缓解患者症状。可选布洛芬、阿司匹林、扶他林、塞来昔布(西乐葆)及罗非考昔(万络)等药物。

3)糖皮质激素:为强抗炎、抗过敏药物。如果患者出现心脏受累表现,应及时使用糖皮质激素,常见的糖皮质激素类药物有泼尼松、甲泼尼松、倍他米松等。

(2)中医药治疗　根据风湿性关节炎的中医证候,如寒、热、虚、实,判断是以扶正为主还是祛邪为主,选择的中药并不相同。

1)如果患者肾虚,可以给补肾的药物,如骨碎补、补骨脂、续断、桑寄生等。

2)如果邪气较盛,可以根据类型选择药物,如以寒邪为主,可以给予羌活、独活、川乌、草乌等。如果以热邪为主,可以给予忍冬藤、络石藤、黄柏等。

3)如果瘀血比较明显,可以考虑桃仁、红花、三棱、莪术等药物。

4)如果存在痰湿,可以用清半夏、陈皮、竹茹等药物。

3. 如何预防风湿性关节炎?

(1)避免风寒侵袭　预防风湿性关节炎需要注意避免风寒湿

邪的侵袭，要防止受寒、淋雨和受潮，关节处要注意保暖，不穿湿衣、湿鞋、湿袜等。

（2）注意控制感染　预防和控制感染也是预防风湿性关节炎的方法之一。有专家认为，人体对这些感染的病原体发生了免疫反应才会发生风湿性关节炎，所以，预防风湿性关节炎就要注意预防和控制感染。

（3）加强锻炼身体　朋友们要加强锻炼，增强身体素质，经常参加体育锻炼，如做保健体操、练气功、打太极拳、做广播体操、散步等，大有好处，不但可以预防风湿性关节炎，还能够提高机体抵抗力，预防多种疾病的发生。

（4）多吃生姜、大蒜　生姜、大蒜具有抗氧化活性，它们可以消炎杀菌。姜还可止痛。每天吃几粒大蒜和几片姜，相信会对你有所帮助。

（5）经常吃鱼　鱼油中富含 n-3 型脂肪酸，鱼油被认为是一种抗炎物质，可直接作用于免疫系统，抑制可破坏关节的白细胞介素的释放，促进关节炎症消散。平时可常吃鲱鱼、鲑鱼、鲭鱼、沙丁鱼、金枪鱼等。鲤鱼中也含有 Q-3 型的脂肪酸。现在有市售鱼油，也可以服用。

4. 中医对风湿性关节炎的认识是怎样的？

风湿性关节炎属于中医的“痹症”范畴，将风湿性关节炎的发病原因和病机整合成三部分：外因、内因和痰瘀闭阻。

（1）外因　是因为风、寒、湿、热等邪气入侵人体，留滞于人体经络、关节出现“痹症”，主要分为风寒湿痹和风湿热痹，其中风寒湿痹日久不愈，郁久化热，也会转为风湿热痹。风湿性关节炎急性

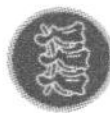

期主要为风湿热痹。

（2）内因　①气血亏虚：气血虚弱不足，使得腠理空虚疏松，营卫之气不能固表，导致外邪很容易入侵人体，而气血虚弱又使得正气无力驱邪外出，从而使风寒湿热之邪气逐渐深入，流连筋骨、关节、血，最终成为“痹症”。所以中医临床对风湿性关节炎患者进行治疗时大多采用补气活血、祛风除湿的方法。②脾肝肾亏虚：肾在体为骨、肝为筋之本，藏血生筋，统司筋骨关节，而脾为气血生化之源，主四肢肌肉。

（3）痰瘀闭阻　痰浊与瘀血是人体在外邪与气血虚弱情况下的病理产物，也可作为病因作用于人体。天长日久，素体虚弱，气血不足，或肝、脾、肾三脏功能虚弱，运化无力，聚湿成痰，阻塞脉络，气血不通，而致瘀血。当痰饮、水湿为邪气所扰，运行不利，窜至骨节经络，闭阻气血，导致经脉不通，最终成为“痹症”。治疗需活血化瘀、祛风通络、止痛。

十一、创伤性关节炎

1. 什么是创伤性关节炎？

有的人关节脱位后、创伤后或骨折后长时间关节疼痛不适，到医院就诊，医生说："这是出现创伤性关节炎了。"或者在受伤时医生可能会交代："您这个关节可能会出现创伤性关节炎。"那么什么是创伤性关节炎呢？创伤性关节炎又称外伤性关节炎、损伤性骨关节炎，是骨关节炎的常见病之一。它是由创伤引起的以关节软骨的退化变性和继发的软骨增生、骨化为主要病理变化，以关节疼痛、活动功能障碍为主要临床表现的一种疾病，常见于足踝关节、肘关节、膝关节等部位。以青壮年和运动员多见。

2. 创伤性关节炎的病因有哪些？

根据临床调查显示，创伤性关节炎的患者多数都有明显的创伤史，因此创伤是该病的初始因素。另外，由特殊职业人群长期反复的单一关节运动、先天性髋关节脱位、缺血性骨坏死、足部畸形，以及膝内翻、膝外翻、脊柱侧弯等关节畸形，导致关节受力不平衡，会出现关节的反复慢性损伤，也可导致创伤性关节炎的发生。具体有以下几大方面。

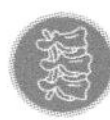

（1）暴力外伤　任何导致关节面不平整的直接或间接暴力作用，均可使关节受到异常的磨损和破坏，久而久之，可发生创伤性关节炎。常见有关节挫伤、扭伤、脱位整复、压迫、撞击等造成的骨关节内骨折、软骨损坏、关节内异物、软组织损伤等。

（2）承重失衡　如关节先天或后天畸形（膝内翻或外翻、踝关节倾斜等）、骨干骨折后畸形愈合、截肢后单侧肢体承重，使关节受力不平衡，长期承受压力的关节面遭受过度磨损与破坏。

（3）慢性劳损　像厨师等职业要求从业者身体的某些关节频繁地运动，或者经常采取某种单一的运动，或者重度肥胖，均可造成关节的积累性损伤，导致相应的关节面过度磨损和破坏。

（4）原发病　先天性髋关节脱位、骨的缺血性坏死、关节不稳及关节畸形等，导致关节负重力线不正，关节受力不平衡，长期承压处的关节面会受到过度磨损与破坏，发生创伤性关节炎。

3. 创伤性关节炎的临床表现有哪些？

创伤性关节炎往往会产生关节疼痛以及关节功能活动受限。关节病变不是一开始就已成定局的，随着关节病变的加重，关节炎性改变也就会表现得更加明显。早期的创伤性关节炎表现，主要以关节的疼痛、僵硬为主，患者可以明显感觉到自己的关节部位有一阵一阵酸痛，在季节变化时，这种疼痛尤为明显。另外，关节的灵活度也会随之下降，这是因为炎性改变导致了关节滑膜的退变，所以相对正常的关节来说，会表现出较为明显的僵化。如果是年龄比较大的人群，其关节发生退行性变化后，此时受到了创伤，那么关节受损的程度就会继续加重，相对年轻人来说，患者的关节僵化程度也会在早期表现得比较严重。

随着关节病变程度的加重，如果不采取积极的措施进行治疗，那么到了晚期，患者就会明显感觉到关节部位有反复的肿胀，疼痛会从早期的间歇性转化为持续性，并且这种疼痛的程度也会呈现出发展性变化，活动受限的程度会进一步加重。除此之外，因为关节部位的炎性因子逐渐增加，大量的关节积液对软骨组织造成了侵蚀，会导致关节畸形改变，这个不分年龄，主要与患者的受创伤程度有很直接的关系。

4. 如何诊断创伤性关节炎？

创伤性关节炎患者一般都伴有外伤史，在给患者做诊断时，可对患者的病史进行详细了解，再结合医学技术手段进行诊断。一般从症状、体征、影像学检查等几个方面进行诊断。

（1）症状　早期患者的临床表现为受累关节疼痛和僵硬，开始活动时较明显，活动后减轻，活动多时又加重，休息后症状缓解，疼痛与活动有明显关系。晚期临床表现为关节反复肿胀，疼痛持续并逐渐加重，可出现活动受限，关节积液、畸形和关节内游离体，关节活动时出现粗糙摩擦音。

（2）体征

1）步态：创伤性关节炎患者行走时为抗痛性步态，也就是行走时，患病一侧脚着地后，因负重疼痛而迅速更换健侧脚起步，通过这种方式减少负重，所以形成患肢迈步小、健肢迈步大的步态。

2）畸形：因为负重力的改变会出现下肢畸形，如膝关节内、外翻畸形。正常膝关节有一定的内翻范围，正常男性约10°内翻。女性10°～15°内翻。标准站立位双踝靠拢，两膝是相靠的，若两膝不能靠拢则为膝内翻，就是人们所说的“O”形腿；反之若两膝相靠

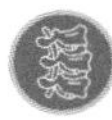

拢，而双踝不能靠拢则为膝外翻，就是通常所说的“X”形腿。

（3）影像学检查

1）X 射线检查：本病主要发病因素是创伤性骨折或者急性骨损伤。做此检查应注意关节间隙情况，骨头硬化情况，关节内是否积液、有游离体等，以及骨折愈合后是否有畸变，关节周围软组织钙化或骨化情况。是一种较为简便的诊断手段。

2）CT 检查：CT 检查是一种更为精密的检查手段，可以对患处进行三维成像，密度分辨力更高，更能明确关节及周围软组织病变情况，以及病变组织的侵袭情况。

3）MRI 检查：相比 CT 检查，此检查能够对检查部位进行更精确的分层透视，有利于观察软组织及软骨的内部情况，但是对钙化或骨化识别能力不如 CT 检查。

各种检查方法有利有弊，但是创伤性关节炎的严重程度更多地取决于对功能影响的严重程度，而不是影像学的严重程度。诊断此病更要结合患者的创伤史和功能受限程度。

5. 创伤性关节炎有哪些治疗手段？

创伤性关节炎的治疗要根据患者的患病时间、身体素质、病因等个体差异确定治疗方案，以改善症状为主要目的。主要有保守治疗和手术治疗两种方式。

（1）保守治疗　对于早期创伤性关节炎患者，关节活动功能有一定的下降，受疼痛的影响，活动受限，但是还没有到达不能忍受的程度。在确定患者为创伤性关节炎后，可做保守治疗。

首先，可以通过口服非甾体抗炎药，如美洛昔康、艾瑞昔布等起到缓解症状的作用。但长期服用镇痛药会加重关节炎的病变,不应长期服用,应仅在出现关节症状的时候服用,在症状得到缓解时就不用服用了。

其次,通过中医辨证论治,可采用中药、针灸等方式缓解症状,促进恢复。针灸疗法目的是减轻肿胀和疼痛,加速受损关节的补偿和修复。临床应用有两种方法,分别是循经取穴和局部取穴,根据寒热不足,辨证与辨病灵活结合。

再次,还可以进行按摩以缓解创伤性关节炎。患者取平卧位,露出四肢,通过按摩放松肌肉和肌腱。从肢体的近端到远端,从轻到重,可以重复几次提升和揉捏技术,直到患者感到疼痛。另外做患肢全方位的被动活动,最后用揉捏的方法在患肢周围摆动几次后方可完成。

最后,也可使用外敷药物进行治疗。一般外敷药物在常温下很硬,但加热后会变软变黏,可以应用于受影响的部分,以固定受影响的部分的位置。也可外敷于经络循环部位的重要穴位,既能消肿化瘀,又能通络止痛。

(2)手术治疗　症状严重的患者在保守治疗明显无效时,就要考虑手术治疗。目前的主要手段包括:①关节清理术,适用于关节内有游离体、边缘骨刺比较明显,但关节负重面尚比较完整的患者;②截骨术,适用于明显的膝内、外翻和骨折明显成角畸形愈合者,通过截骨术可以矫正重力线,并使比较完整的关节面承担更多的负荷;③人工关节置换术,适用于关节磨损严重、关节间隙狭窄的患者,采用人工关节置换手术的效果会更加可靠。

无论是保守治疗还是手术治疗,在患者接受治疗后,要指导患者做好康复训练,减轻关节的磨损,尽量避免再次复发,或者延长复发的时间。

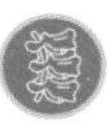

6. 在生活中该怎样预防创伤性关节炎呢?

主要有以下几个方面。

★平时生活中注意安全,小心行事,尽量避免遭受任何暴力外伤。

★对于本身患有的创伤性疾病,如骨折等,应当及时就医诊治。

★对于有原发致使关节受力不平衡的疾病,如畸形等,应当调整和改变生活方式,减轻受压关节的负荷,减轻或避免关节进一步劳损。

★适当体育锻炼,加强肌肉力量,维持或改善关节活动范围,增强体质。

★控制体重,戒烟限酒,保持良好的情绪。

7. 得了创伤性关节炎,饮食应该注意些什么?

(1)多吃含生物类黄酮的食物　患有创伤性关节炎的患者,在治疗时,需配合饮食调理,这样对病情的康复更有帮助。生物类黄酮可以加强关节内胶质的功能,减缓炎症反应,加速关节损害的复原。可以多吃柑橘、草莓、有核的水果(比如樱桃、李子)等具有颜色的新鲜蔬果类。

(2)多吃含抗氧化剂的食物　创伤性关节炎患者应多吃一些有利于康复的食物。身体里有过多的自由基,会侵袭或摧毁关节组织;关节炎本身也可能引发、加速新的自由基形成。使用抗氧化剂,能够对抗自由基,减轻关节炎。可以多吃富含抗氧化剂的食物,如富含维生素 A 和类胡萝卜素(杏桃、芒果、木瓜、南瓜、菠菜、番薯)、维生素 C(橙子、奇异果、葡萄、香瓜、番茄、青椒、芥蓝)、维生素 E(麦芽、葵瓜子、杏仁、核桃、腰果、花生、绿叶蔬菜)、硒(大蒜、洋葱、海产类)的食物。

(3)补充钙质　创伤性关节炎患者,应合理补充钙质,有利于身体健康。但是补充的量一定要掌握好,要是过量的话,会有碍病情的恢复。成人每天的钙质摄取量应达 600 毫克。其中,牛奶是最好的钙质来源,成人 1 天应喝 1 ~2 杯牛奶(1 杯为 240 毫升),也可多吃带骨的小鱼、虾类、蛤和牡蛎等。此外,豆类、豆制品和深色蔬菜,也含有钙质。

(4)多吃富含 ω-3 脂肪酸的食物　对于患病的人群来说,饮食原则很重要。也许某种食物在患病前看似对身体好,但当患病后,就有可能成为有碍健康的“杀手”,因此,要了解饮食原则。关节炎是一种炎症反应,而前列腺素是造成炎症反应的罪魁祸首。部分来自动物油的脂肪酸,是前列腺素的先驱物,会加重炎症反应,所以烹饪食物时,应避免使用动物油。ω-3 脂肪酸可阻止前列腺素产生,进而减轻关节发炎。

8. 中医治疗创伤性关节炎有哪些妙招?

中医认为该病多由肾气不足、风寒湿邪侵入骨骼,或跌仆闪挫,伤损骨骼,以致气血淤滞,运行失畅,久而形成骨痹,故属于“骨痹”的范畴。中医治疗创伤性关节炎有许多临床效果不错的方法。

(1)中药熏洗疗法　是中药外治法之一,通过药物外用,药力透过皮肤、黏膜直达病所,既发挥疗效,又减少了内服药的毒副作用,是一套行之有效的独特疗法,具有操作简便、使用安全的特点。①伸筋汤:伸筋草、透骨草、五加皮、秦艽、木瓜、苏木各 30 g,羌活、

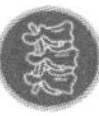

独活、当归、白芍、防风、防己各 20 g，红花、川乌、草乌各 15 g，细辛 5 g。②四藤汤：鸡血藤 20 g、青风藤 20 g、络石藤 20 g、忍冬藤 20 g、海桐皮 20 g、桑枝 20 g、威灵仙 20 g、川牛膝 20 g、伸筋草 20 g、透骨草 20 g 等。

（2）灸法　通过在病灶处灸疗，能使局部的软组织气血疏通，血脉通畅后可增加血液循环，补给软组织营养，抑制骨质继续退化。由于血行瘀散，关节处的各种软组织肿胀、疼痛逐渐消失，加灸患处上下腧穴，可增强活血化瘀、舒经健骨的作用。灸法在家里面也可进行操作，十分方便。可选取患病关节部位，关节上或下相应的各穴位，例如膝关节处，宜选患侧的环跳、委中、足十趾冲；若是踝关节处，应选患侧的足三里、涌泉。然后把点燃的灸条放置距离穴位 2 cm 处，用小螺旋灸法，每旋转 8 次为 1 壮，灸 8 壮。关节在红肿、疼痛期间灸 15 分钟，若不红肿灸疗 20 ~ 30 分钟。每天用上述灸法灸 1 次，10 天为 1 个疗程。一般灸 1 ~ 2 个疗程，即可控制关节肿胀、疼痛。以后每月连续灸 2 ~ 3 日，可作为保健，防止复发。